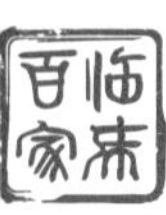

中国医学临床百家·共识解读

呼吸介入诊疗技术
中国专家共识解读

王洪武◎主　编

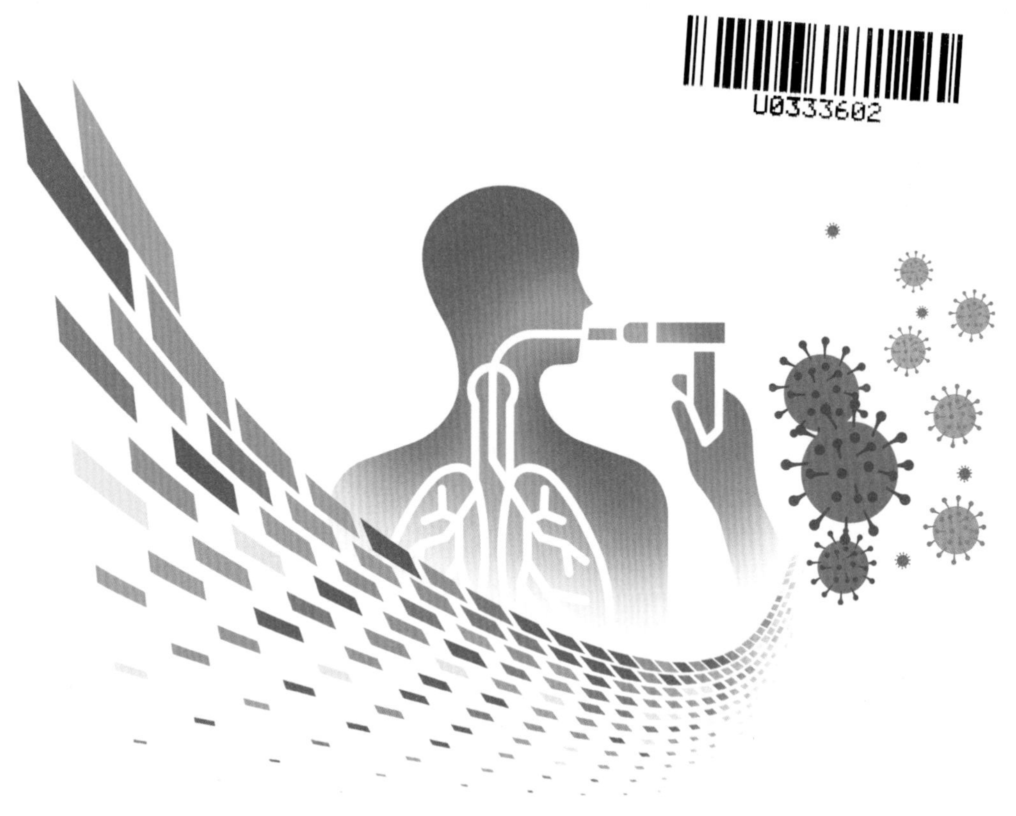

科学技术文献出版社
SCIENTIFIC AND TECHNICAL DOCUMENTATION PRESS
·北京·

图书在版编目（CIP）数据

呼吸介入诊疗技术中国专家共识解读 / 王洪武主编. —北京：科学技术文献出版社，2023. 4
ISBN 978-7-5235-0104-7

Ⅰ. ①呼…　Ⅱ. ①王…　Ⅲ. ①呼吸系统疾病—介入性治疗　Ⅳ. ① R560.5

中国国家版本馆 CIP 数据核字（2023）第 046233 号

呼吸介入诊疗技术中国专家共识解读

策划编辑：帅莎莎　　责任编辑：帅莎莎　　责任校对：张吲哚　　责任出版：张志平

出 版 者　科学技术文献出版社
地　　址　北京市复兴路15号　　邮编　100038
编 务 部　（010）58882938，58882087（传真）
发 行 部　（010）58882868，58882870（传真）
邮 购 部　（010）58882873
官方网址　www.stdp.com.cn
发 行 者　科学技术文献出版社发行　全国各地新华书店经销
印 刷 者　北京地大彩印有限公司
版　　次　2023 年 4 月第 1 版　2023 年 4 月第 1 次印刷
开　　本　787×1092　1/16
字　　数　100 千
印　　张　9.5
书　　号　ISBN 978-7-5235-0104-7
定　　价　98.00元

编委会名单

主　编：王洪武

编　委（按姓氏笔画排序）：

边灵杰　吕明圣　安　鹏　李　媛　李长安

李龙朝　李红丽　邹　珩　罗　懿　孟　涵

寇　娜　滕　俊　霍小森

■ 作者简介 Author introduction

王洪武，博士，教授，主任医师，享受国务院政府特殊津贴。现任北京中医药大学东直门医院呼吸病中心主任，博士后合作导师及博士研究生、硕士研究生导师。

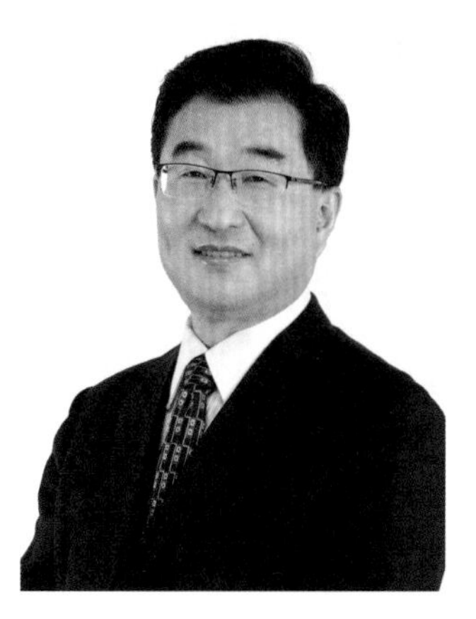

社会兼职：国际冷冻协会执行常务委员，亚洲冷冻治疗学会主席，中华医学会结核病学分会呼吸内镜介入专业委员会主任委员，世界中医药学会联合会肿瘤外治法专业委员会副主席，中国水利电力医学科学技术学会高原医学分会副会长兼呼吸及肿瘤介入治疗分会主任委员，中华人民共和国国家卫生健康委员会呼吸内镜专家委员会委员，中国抗癌协会肿瘤光动力治疗专业委员会前任主任委员，北京抗癌协会介入治疗委员会副主任委员，北京激光学会副主任委员，北京医学会呼吸病学分会常务委员。

从事呼吸系统疾病及肿瘤临床工作 38 年，连续三届被评为“全国十佳呼吸介入治疗专家”。曾获“全国优秀呼吸医师”称号。

首次提出肺脏介入医学体系的“123”创新理论：①建立一套完整的现代介入治疗体系；②倡导双靶区治疗理念；③遵循“三定”原则，采取适宜治疗方案。

在国内较早地提出肺脏介入医学体系应包括呼吸内镜技术和影像引导下的经皮穿刺和血管介入治疗技术，这一理念得到国内外专家的认同。在国内医院较早地建立了专用的气管镜手术室、CT 介入治疗室和导管室。培养了多支强大的治疗团队，可开展各种内镜及腔镜下的诊治技术。在国内最早成立呼吸道梗阻急诊抢救绿色通路。还可开展氩氦刀、射频、放疗粒子植入、化疗粒子植入和血管介入等多项技术。

最早提出诊断中央型气道病变的“六定”法则——“854321”：定区（八分区方法）、定级（气道狭窄的五定级方法）、定型（气道病变的四分型方法）、定位（气道病变的三定位方法）、定性（病理二定性：良性，恶性）、定期（疾病的分期）。

创新应用“王氏硬质镜插入法”，可在 5 秒内快速插入硬质镜，大大简化了操作流程，为患者抢救赢得了时间，现已在全国推广应用。提出硬质镜“555”操作流程：5 分钟麻醉好，5 秒内插入硬质镜，手术结束 5 分钟拔管，为加速康复支气管镜（enhanced recovery after bronchoscopy，ERAB）打好基础，为规范和推广呼吸内镜介入治疗做出巨大贡献。

对于晚期肺癌，在国际上首次提出多域整合治疗理念——“54321”。“5”是指五兵种联合作战，包括“海陆空、信息化部队及太空部队”，“4”是“四维一体”的治疗方案，“3”是三分层治疗原则，“2”是双靶区治疗，“1”是肺癌的一体化管理。

多年来王洪武教授特别注重对学生的培养，除每季度接受一期来自全国各地的进修医护人员外，还定期举办高级研修班、手把手培训班等，为国家培养了大量呼吸介入人才，在这次防控新型冠状病毒感染（corona virus disease 2019，COVID-19）的战“疫”中，许多学员都发挥了重要作用。

2020 年 5 月，王洪武教授被北京中医药大学以特殊人才引进到东直门医院，成立了呼吸病中心并担任主任。同年 9 月，王洪武教授联合首都国医名师武维屏教授成立了北京中医药大学东直门医院中西医结合呼吸与肿瘤介入治疗联盟。2021 年，王洪武教授与程京院士联合在中华中医药学会成立中西医结合肺癌诊治一体化平台，担任主任委员，进一步促进中西医的深度融合、创新发展。

2022 年 6 月，王洪武教授又被选为中华医学会结核病学分会第十八届呼吸内镜介入专业委员会主任委员，携手北京胸科医院的丁卫民教授，担负起全国结核领域呼吸介入治疗的统领工作。

近两年王洪武教授又先后担任国际冷冻协会执行常务委员，亚洲冷冻治疗学会主席，积极推广冷冻治疗在临床的应用，为中国冷冻技术走向世界做出了积极贡献。

2023 年 3 月 24 日王洪武教授在“第八届医学家年会”上荣获 2022 年度“推动行业前行的力量”十大医学贡献专家。

近年来王洪武教授获部属医疗成果一等奖 2 项、二等奖 8 项，发表论文 290 余篇，主持编写了 5 个专家共识；主编专著 30 部，参编专著 26 部，获发明专利 30 项；获部属课题 4 项，基金课题 4 项，院内课题 10 余项。

前 言
Foreword

1999 年，两位美国学者 Beamis J F 和 Mathur P N 主编的 *Interventional pulmonology* 一书在美国出版发行，2008 年北京协和医院徐作军教授等首次将此书翻译成中文《肺脏介入医学》在国内出版，我有幸参与了部分章节的翻译。当时界定介入肺脏医学是肺脏医学的一个新的领域，着重强调是将先进的支气管镜和胸腔镜技术应用到从气管、支气管狭窄至恶性肿瘤引起的胸腔积液等一系列胸部疾病的治疗。

随着诊疗技术的不断发展，介入肺脏医学的范围越来越广泛。2002 年，美国胸科学会定义肺脏介入医学为“针对呼吸系统疾病的诊断和侵入性治疗操作的一门科学和艺术。掌握这一门科学，除要掌握常规的呼吸病学知识和训练外，还需要更多专门的训练和更专业的判断”。因此，现代肺脏介入医学包括了两个方面：呼吸内镜技术和影像引导下的经皮穿刺技术。

我国呼吸介入诊疗经过近 20 年的发展，已从学步、跟跑、齐跑到领跑阶段，某些技术已经处于国际领先水平。21 世纪是技术飞速发展的时代，现在支气管镜技术已进入元宇宙时代，已远超当年我们用气管镜所能窥见的范围，内镜超声技术已扩展到大气道周围与肺周边病变，导航技术也可以涵盖肺内所有病变，同时也从诊断技术向治疗技术拓展。

在影像引导下经皮穿刺不仅可以获取病理组织以助诊断，还可采用热消融、冷冻、放疗粒子植入、化疗粒子植入等方法，控制肿瘤生长；

还可根据血管造影情况，若为富血管，则可先行栓塞化疗，再做消融等治疗；如有血管堵塞或狭窄，还可置入血管支架等。

近几年，国内的介入诊疗专家们不断探索、孜孜追求，以期最新的技术应用到患者的诊疗过程中。同时，也将这些经验不断地总结，发表了多个专家共识，致力于呼吸介入诊疗技术的标准化、规范化，对提高我国的呼吸介入诊疗水平发挥了很大的作用。

目前，肺脏介入医学水平已成为衡量呼吸学科发展的重要标志，要求我们呼吸科大夫除要掌握呼吸内镜技术外，还要掌握影像引导下的介入诊疗技术，所以规范化、规模化的培训势在必行。我作为早期开展这方面技术的医生之一，组织国内专家撰写了多个专家共识，并参与了其他大部分专家共识的制定。尽自己所能，开办了多个网上培训课和现场手把手培训班，为国内培养了大批呼吸介入人才，现在许多学员已成为国内外知名的专家。

为了更广泛地推广这些技术，我精选了 14 个与呼吸介入诊疗有关的中国专家共识，并组织我的学生和同事进行了解读，以便大家更好地理解和掌握其中的内容，希望大家一定打好基础，高效、安全地开展这些工作。

当然，共识不同于指南，共识大多数是经验的积累，而指南需循证医学的证据。希望同道们能踔厉奋发，携手前行，我相信不久的将来，我们会把这些共识转变成指南，真正在国际上引领呼吸介入治疗的发展。

本书适宜于呼吸介入诊疗的初、中、高级医护人员阅读。

由于认识水平所限，文中不足难免，恳请读者批评指正。

王洪武

目 录

Contents

《继发性消化道-呼吸道瘘介入诊治专家共识（第二版）》解读

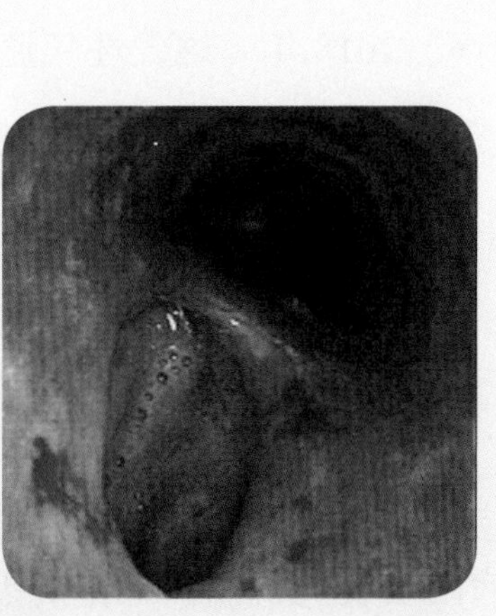

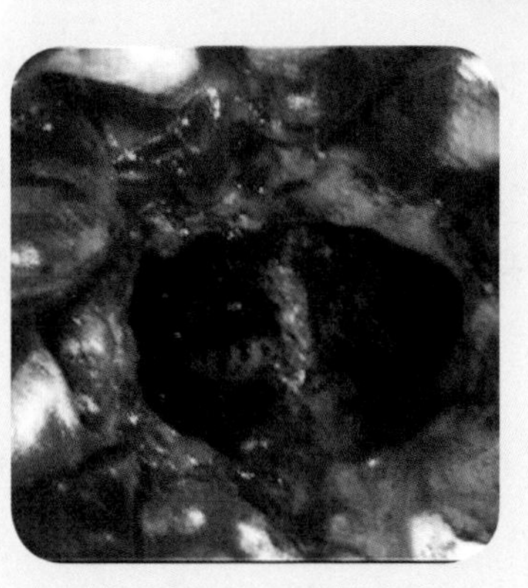

一、概述

消化道－呼吸道瘘是消化道和呼吸道之间的病理性交通，继发性消化道－呼吸道瘘（acquired digestive-respiratory tract fistula，ADRF）与恶性肿瘤、感染、创伤等多种因素相关，导致食物、消化液等进入气道，引发呛咳、咳痰、发热等临床症状，是多个学科共同关注的一种危重疾病。瘘口封闭技术的不断发展，有效延长了患者的生存期，患者生活质量也得到提高。2018 年《继发性气道－消化道瘘介入诊治专家共识》的发表为规范该病的临床诊断和治疗起到了重要作用。为总结近年来国内外最新研究进展，提高 ADRF 的诊治水平，王洪武教授再次组织专家制定并发表了《继发性消化道－呼吸道瘘介入诊治专家共识（第二版）》。

该共识从以下 3 个方面对 ADRF 进行了全面系统的论述。

（1）分类、病因及发病机制：根据病因可将 ADRF 分为良性和恶性两大类，其中良性瘘多见于纵隔感染及机械通气、手术等医源性操作，恶性瘘则常见于食管癌、气管癌等恶性肿瘤；根据病变部位可将 ADRF 分为食管－呼吸道瘘、胸腔胃－呼吸道瘘、食管吻合口－呼吸道瘘、食管－肺泡瘘。

（2）诊断：根据患者临床症状与食管 X 线造影、胸部 CT、支气管镜、胃镜等辅助检查，诊断 ADRF 一般不难。

（3）治疗：外科手术、支架置入是治疗 ADRF 的主要方法，消化内镜下金属夹闭合、真空负压引流及气管镜下烧灼术、生物蛋白胶瘘口灌注封堵术等也是可行的干预措施。与第一版共识相比，第二版共识增加了中医药诊治 ADRF 的相关介绍，力求全面反映我国实际诊疗经验。考虑到消化道在该病的发生发展过程中占据主导地位，第二版共识将疾病名称由“继发性气道 – 消化道瘘”修订为“继发性消化道 – 呼吸道瘘”。

二、评估和制定

（一）病因和发病机制

纵隔感染性疾病如结核、纵隔炎等作为 ADRF 病因的比例呈下降趋势，但在经济卫生欠发达地区仍是良性 ADRF 的常见病因。机械通气是提供呼吸支持的重要措施，在抢救危重患者、治疗呼吸衰竭及手术麻醉中广泛应用，但同时可能导致食管 – 呼吸道瘘等并发症，带来极大风险。调查显示，机械通气患者出现气管壁和食管壁糜烂的可能性为 0.3% ～ 3.0%，75.0% 以上的良性食管 – 呼吸道瘘是长期机械通气的结果，与气囊压力、气囊压迫时间、气管套管重力传递、气囊对黏膜的机械性摩擦及低血压、营养不良、糖尿病等全身因素有关。

恶性病因包括肿瘤进展及肿瘤治疗，诱发 ADRF 最常见的肿瘤类型是食管癌（77.78% ～ 91.01%），其次是肺癌（7.20% ～ 15.94%），气管癌、下咽癌、喉癌、甲状腺癌、贲门癌、纵隔肿瘤等较少见。原发肿瘤或转移淋巴结浸润食管与（支）气管壁是发生恶性 ADRF 的主要原因。在解剖结构上，食管与气管位置毗邻，来源于食管的肿瘤易于侵入气管，且胃酸及胃液消化酶的腐蚀性损伤可使瘘口不断扩大或增多。研究表明，0.9% ～ 22.0% 的食管癌患者在疾病进程中出现 ADRF。随着医疗技术的不断发展，恶性疾病患者的生存期得到延长，肿瘤治疗过程中也可能导致 ADRF。Choi 等报道了约 28.8% 的食管癌患者发生了治疗相关的食管 – 呼吸道瘘。放疗和化疗在杀伤肿瘤细胞的同时也损伤了正常细胞，导致其再生修复能力下降，容易导致瘘的发生。肿瘤晚期出现食管狭窄，行食管支架治疗后可能影响食管壁的血供，加上支架随吞咽动作与食管壁摩擦，容易引起组织坏死而形成瘘。

（二）介入治疗

介入治疗是恶性 ADRF 的首选治疗方法，支架置入作为一种姑息性治疗方法，可提高患者的生存质量，延长其生存期。支架封堵既可从食管侧亦可从气道侧进行。由于恶性 ADRF 的主要病因是晚期食管癌，若伴有食管狭窄，多应用食管支架或联合应用气道支架；若不伴有食管狭窄，则建议应用气道支架。支架材料选择、形状和规格选择、置入方法与置入后气道管理及并发症防治是介入治疗中的重点环节。

（三）中医药对 ADRF 的认识

第二版共识介绍了中医药对 ADRF 的认识，由于癌毒等原发疾病耗伤人体气血津液，影响全身气机，出现水饮、痰浊等病理产物，壅塞气道，痰气交阻于上焦，食管不利，则导致吞咽困难或呛咳；痰气交阻于中焦，则胃气上逆，出现反酸、胸骨后烧灼感等不适。本病病性属本虚标实，治疗上需根据患者病情辨别其本虚、标实的轻重缓急，以确定治则。

《外证医案汇编》曰："所以治瘘之法，如堤之溃，如屋之漏，不补其漏，安能免乎，治瘘者先顾气血为先，气旺血充，而能收蓄，使其不漏，无可害矣，津液日增，虚损可复。"瘘的形成与组织黏膜再生修复功能减退有关，中医认为多是原发疾病耗伤气血所致，通过补益气血以达到“和营托毒生肌”的效果。如今，中医药发展已上升为国家战略，如何利用中医药提高 ADRF 患者的治疗效果，无疑是 ADRF 发展的必经之路。

三、研究重点

经气管镜、胃镜或影像引导下的介入治疗是无手术指征或不适合手术患者的主要治疗手段，可选择气道或食管支架置入。

（一）支架材料选择

目前临床常用两种气道支架——金属支架和硅酮支架，前者一般在可弯曲支气管镜引导下置入，易于操作，能够更好地与管壁黏膜对接，降低移位风险，但其耐久性较差，治疗维持时间相对较短；后者需在硬质支气管镜下放置，耐久性好，治疗维持时间较长，其外壁的钉突旨在防止移行并减少出血，但可能影响发生在气道侧壁瘘口的封堵效果。研究表明两种支架在安全性、有效性、并发症发生率及存活率方面没有显著差异。由于恶性 ADRF 患者生存期较短，金属支架耐久性差的影响较小，故其临床应用率更高。食管支架常用自膨式全覆膜或部分覆膜金属支架。

（二）支架形状及规格选择

气道支架形状的选择需根据瘘口的性质、位置及大小而定。根据王洪武教授多年的经验，位于上中段气管（Ⅰ区、Ⅱ区）或左侧支气管中段的瘘宜选用直筒支架，位于隆突附近（Ⅱ区、Ⅲ区、Ⅳ区、Ⅴ区、Ⅶ区）

的瘘宜选用分叉支架（Y 形或 L 形），临床获益率明显高于直筒支架，位于Ⅴ区、Ⅵ区、Ⅷ区的瘘，则宜选用小 Y 形支架（位于右主支气管的小 Y 形支架又称 OKI 支架）。封闭瘘口的气道支架直径应比正常气道直径大 10%，支架长度应至少超过病变范围 20 mm。

食管支架形状常为两端带蘑菇头的直筒支架，长度至少超过瘘口长度 5 cm，置入后支架上缘高于瘘口上缘 2 cm 以上，支架直径多为 17 ~ 20 mm，根据患者情况如放疗史、瘘口位置等调整支架形状及直径。

（三）支架置入方法

气道支架置入方法主要有 3 种：①支气管镜下置入；②经 X 线透视引导置入；③硬质支气管镜联合可弯曲支气管镜置入。根据支架材料、形状选择合适的置入方法，如 Y 形或 L 形覆膜支架宜在 X 线引导下或经硬质支气管镜置入。若有气道狭窄，可借助球囊、激光、二氧化碳冷冻等方法扩宽气道后放置支架。食管支架可在胃镜直视下放置，亦可在 X 线引导下置入。

四、专家解读

ADRF 治疗的目的是封闭瘘管，防止消化道与呼吸道间的气液流动。治疗方法主要包括手术治疗、介入治疗及内科保守治疗。支架介入治疗的适应证广泛，较手术治疗创伤小，简便易行，可明显改善患者症状，提高生活质量。

（一）气道支架与食管支架的选择

若瘘口位于颈部上段食管、吻合口或胸腔胃而无法放置食管支架，可选择气道支架；若肿瘤组织生长完全堵塞远端食管或出现呼吸道狭窄，可单用气道支架封堵瘘口，保证气道通畅。

当患者存在食管狭窄而不伴随呼吸道狭窄时，可单用食管支架封闭瘘口。由于食管为平滑肌结构，如不存在食管狭窄，支架移位率较高，可先置入食管无覆膜支架协助固定位置，再联合置入覆膜支架以封闭瘘口。

如果单支架置入封堵效果不佳，或同时存在食管、呼吸道狭窄时，可考虑联合置入双支架，应先置入气道支架，保证支架完全膨胀，呼吸道通畅后，再置入食管支架。但支架间相互摩擦可能导致局部组织坏死，支架间的相反径向力可能导致瘘口扩大，有大出血的风险。

（二）介入治疗疗效评价

王洪武教授从瘘口是否完全封堵、临床症状是否改善及维持时间长短方面进行疗效评估，制定了呼吸道瘘支架治疗疗效评价标准。瘘口是否愈合可利用非离子型碘造影剂行消化道造影证实。

（三）介入治疗后气道管理及并发症防治

气道支架放置早期可能出现窒息、出血、咽痛或声嘶等并发症，与支架扩张不良、支架异位或放置支架用力不当损伤周围组织有关，因此支架放置过程中需格外谨慎，做好气道准备工作如扩宽气道、气道湿化等；术后及时复查胸部 CT、支气管镜以明确支架是否在位，是否存在气管堵塞、气管穿孔、气胸等并发症，若支架未完全膨胀，可利用球囊扩张支架。支架放置 2 周内易出现气道分泌物潴留、气道黏膜炎症反应及支架移位等并发症，除行支气管镜清理气道分泌物外，还应对症予抗感染、化痰等治疗。若处理得当，支架放置早期并发症大多可以避免或减轻。

长期放置气道支架可因肉芽组织增生及金属疲劳，出现气道再狭窄、支架损坏或破裂及支架相关性感染等远期并发症。这一阶段仍需定期复查内镜，处理肉芽组织或更换支架。

ADRF 是一种可导致反复呼吸道感染、营养不良、呼吸衰竭甚至死亡的危重疾病，因此在治疗中应全面顾及患者的感染、免疫及营养状况，提高整体治疗水平。良性瘘应注重预防及早期发现，首选外科手术治疗，围手术期机械通气、肠内营养支持及抗感染治疗都是保证临床疗效的重要环节，需综合评估患者状况，确定手术的可行性和安全性，及时处理一般预后较好。

由于现代肿瘤治疗为多种手段综合干预，肿瘤相关 ADRF 的发生往往不是单一因素作用的结果，患者多不能耐受手术治疗，内镜下支架置入是首选治疗方法，既可选择食道支架，亦可选择气道支架，术后气道管理与并发症防治是取得疗效的关键。支架治疗作为一种姑息性治疗手段，短期内可改善患者生活质量，但支架仅为物理阻隔且存在支架移位或损坏问题，需复查及更换，远期疗效有限。因此，探索有效、微创、快速的瘘口闭合方法迫在眉睫。间充质干细胞具有高度自我更新和多向分化能力，是再生医学的理想因子；内镜下真空治疗通过对瘘口持续施加负压引流，促进肉芽组织生长以加速瘘口愈合；中医认为瘘的形成与气血耗伤有关，通过补益气血可以达到促进组织再生修复的作用，这些都可能是治疗 ADRF 的有效辅助方案，值得未来深入探索。

（孟涵　王洪武）

[1] 丛明华，金发光，柯明耀，等 . 继发性气道 - 消化道瘘介入诊治专家共识 [J]. 中华肺部疾病杂志（电子版），2018，11（2）：131-138.

[2] 王洪武，邹珩，李闻，等 . 继发性消化道 - 呼吸道瘘介入诊治专家共识（第二版）[J]. 临床内科杂志，2021，38（8）：573-576.

[3] SANTOSHAM R.Management of acquired benign tracheoesophageal fistulae[J].Thorac Surg Clin，2018，28（3）：385-392.

[4] KIM H S，KHEMASUWAN D，DIAZ-MENDOZA J，et al.Management of tracheo-oesophageal fistula in adults[J].Eur Respir Rev，2020，29（158）：200094.

[5] COURAUD L，BALLESTER M J，DELAISEMENT C.Acquired tracheoesophageal fistula and its management[J].Semin Thorac Cardiovasc Surg，1996，8（4）：392-399.

[6] RAMAN D，SHAW I H.Acquired tracheo-oesophageal fistula in adults[J].Continuing Education in Anaesthesia Critical Care & Pain，2006，6（3）：105-108.

[7] BALAZS A，KUPCSULIK P K，GALAMBOS Z.Esophagorespiratory fistulas of tumorous origin. Non-operative management of 264 cases in a 20-year period[J].Eur J Cardiothorac Surg，2008，34（5）：1103-1107.

[8] BURT M，DIEHL W，MARTINI N，et al.Malignant esophagorespiratory fistula：management options and survival[J].Ann Thorac Surg，1991，52（6）：1222-1228，1229.

[9] SHAMJI F M，INCULET R.Management of malignant tracheoesophageal fistula[J].Thorac Surg Clin，2018，28（3）：393-402.

[10] BALAZS A，GALAMBOS Z，KUPCSULIK P K.Characteristics of esophagorespiratory fistulas resulting from esophageal cancers：a single-center study on 243 cases in a 20-year period[J].World J Surg，2009，33（5）：994-1001.

[11] CHOI M K，PARK Y H，HONG J Y，et al.Clinical implications of esophagorespiratory fistulae in patients with esophageal squamous cell carcinoma（SCCA）[J].Med Oncol，2010，27（4）：1234-1238.

[12] SHIN J H，KIM J H，SONG H Y.Interventional management of esophagorespiratory fistula[J]. Korean J Radiol，2010，11（2）：133-140.

[13] 余听鸿 . 外证医案汇编 [M]. 上海：上海科学技术出版社，2010：187.

[14] AVASARALA S K，FREITAG L，MEHTA A C.Metallic endobronchial stents：a contemporary resurrection[J].Chest，2019，155（6）：1246-1259.

[15] FLANNERY A，DANESHVAR C，DUTAU H，et al.The art of rigid bronchoscopy and airway stenting[J].Clin Chest Med，2018，39（1）：149-167.

[16] SÖKÜCÜ S N，ÖZDEMIR C，TURAL ÖNÜR S，et al.Comparison of silicon and metallic bifurcated stents in patients with malignant airway lesions[J].Clin Respir J，2020，14（3）：198-204.

[17] WANG H，TAO M，ZHANG N，et al.Airway covered metallic stent based on different fistula location and size in malignant tracheoesophageal fistula[J].Am J Med Sci，2015，350（5）：364-368.

[18] 王洪武 . 应充分认识气管支架严格掌握其适应证 [J]. 中华医学杂志，2011，36：2521-2524.

[19] 吴宏成，宋美君 . 气道内 Y 型支架植入研究进展 [J]. 现代实用医学，2013，25（1）：4-6.

[20] 王洪武，金发光，张楠 . 气道内金属支架临床应用中国专家共识 [J]. 中华肺部疾病杂志（电子版），2021，14（1）：5-10.

[21] 钟旭飘，王锋，汤宁，等 .Y 型硅酮气道支架的临床研究现状 [J]. 中国医疗设备，2019，34（6）：157-159.

[22] BIBAS B J，CARDOSO P，MINAMOTO H，et al.Surgery for intrathoracic tracheoesophageal and bronchoesophageal fistula[J].Ann Transl Med，2018，6（11）：210.

[23] ZHOU C，HU Y，XIAO Y，et al.Current treatment of tracheoesophageal fistula[J].Ther Adv Respir Dis，2017，11（4）：173-180.

[24] 孟涵，王洪武 .《继发性消化道 - 呼吸道瘘介入诊治专家共识》（第二版）解读 [J]. 临床内科杂志，2021，38（11）：788-790.

[25] 刘小春，吴素慧，王文珍，等 . 人脐带和脂肪来源间充质干细胞培养上清对内皮细胞血管新生作用 [J]. 中华医学杂志，2020，100（6）：456-459.

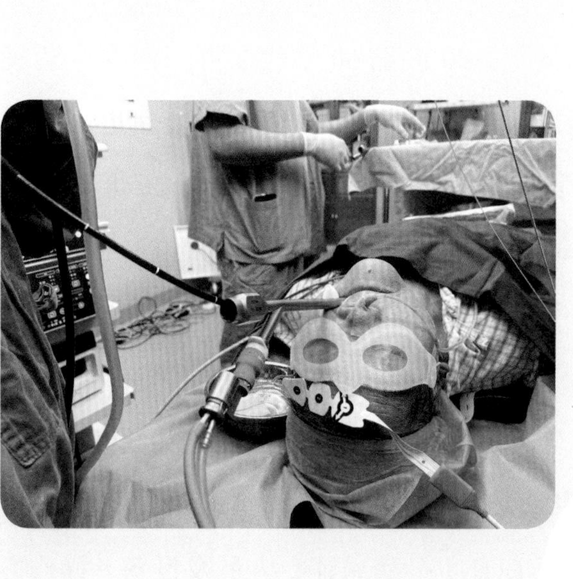

《硬质支气管镜临床应用专家共识》解读

一、概述

硬质支气管镜（rigid bronchoscope，RB）是人们观察和干预呼吸道最原始的工具。1897 年德国耳鼻喉科医师 Gustav Killian 利用硬质食管镜为患者取出了骨性气道异物，拉开了利用硬质窥镜进行气道内操作的历史序幕，被誉为“支气管镜之父”。美国耳鼻喉科医师 Chevalier Jackson 对食管镜进行了改良，安装了照明和吸引装置，发明了多种用于取出异物的器械，75 年间从患者气管内共取出 2374 件异物，被誉为“气管食管学之父”。20 世纪 60 年代，可弯曲支气管镜（flexible bronchoscope，FB）凭借舒适度高、麻醉要求低、能到达外周气道的优点，临床普及程度逐渐提高，RB 逐渐淡出历史舞台。20 世纪 90 年代以来，随着全球肺癌发病率与病死率的显著升高，以及麻醉技术的不断进步，介入肺脏医学得以飞速发展，RB 凭借其操作孔道大、气道控制好等特点成为支气管镜介入治疗的宝贵工具。

2022 年 2 月，全国 34 位呼吸内镜介入专家共同参与编写的《硬质支气管镜临床应用专家共识》发表于《中华肺部疾病杂志（电子版）》，从诊断与治疗（RB 适应证）、禁忌证、人员及设备、操作方法、并发症及注意事项、消毒及维护、技术展望 7 个方面对 RB 的临床应用进行了全面论述，对规范我国 RB 的应用策略具有重要的指导意义。

二、评估和制定

《硬质支气管镜临床应用专家共识》指出 RB 对气道疾病的诊断及

治疗具有显著优势，RB 联合支气管内超声（endobronchial ultrasound，EBUS）、电磁导航支气管镜（electromagnetic navigational bronchoscopy，ENB）、经支气管针吸活检（transbronchial needle aspiration，TBNA）与经支气管冷冻肺活检（transbronchial cryobiopsy，TBCB）等先进诊断技术可提高诊断的可行性与安全性。RB 联合氩等离子体凝固术（argon plasma coagulation，APC）、激光、二氧化碳冷冻、球囊等介入技术可提高治疗的可操作性与简便性，尤其在气道异物取出、气道止血、解除中心气道狭窄、支架置入与取出等操作中发挥了重要作用。

RB 的禁忌证极少，与全身麻醉的禁忌证大致相同。此外，影响镜体进入气道的情况如颈椎活动过度或受限、上下颌骨活动受限、喉部狭窄等也是 RB 操作的禁忌证。

RB 对操作人员的专业水平要求较高，技术娴熟的内镜医师、接受良好培训的麻醉医师和护士缺一不可，充分认识 RB 设备组成是操作的前提和必要条件，团队成员间密切配合是操作的重要条件。

RB 检查前患者需完善术前检查并签署知情同意书，操作者需充分了解患者病情，制定镜下检查及治疗方案。由于 RB 刺激强度较大，静脉全身麻醉可让患者安全舒适地接受检查，术中维持适当的麻醉深度，保证术程顺利，根据手术操作时间及患者情况，及时停用麻醉药。插入方法方面，更推荐王洪武教授自创的 FB 引导下的硬质支气管镜插入法（王氏硬质镜插入法），即不用 RB 的观察目镜，而是通过观察 FB 的视频监视器进行操作，适用于 RB 与 FB 联合应用的患者。传统气管插管辅助通气会占用气道而影响支气管镜下介入操作，建议使用高频通气设备辅助呼吸，并根据患者情况选择合适的通气参数（通气频率、通气压力、吸呼比等）。

RB 并发症的发生率低（3.4%），严重并发症很少见。预防并发症应做好充分的术前评估，使用合适的操作器械，与麻醉医师充分沟通，精进操作技术，保证工作团队合作紧密。一旦出现并发症可以第一时间做出准确判断并处理。

《硬质支气管镜临床应用专家共识》对 RB 设备各个组成部分的消毒与维护进行了详细描述。作为复杂危重性气道病变介入干预的优质工具，规范操作流程是取得良好治疗效果的前提，开展规范化培训能促进 RB 在介入性肺脏病学领域发挥更大的作用。

三、研究重点

（一）诊断与治疗（RB 适应证）

对不能耐受局部麻醉或基础麻醉的患者，以及操作时间长、病灶血管丰富或取材量大的患者，可联合 RB 进行活检，保证介入操作的可行性和安全性，这是由 RB 维持通气的能力和工作通道宽阔的特点决定的。文献报道经 RB 冷冻肺活检较常规支气管镜肺活检标本体积更大，结构相对完整，因而诊断间质性肺疾病的阳性率更高，且能明显减少气道大出血导致窒息的风险，更安全可靠。

RB 最早即应用于气道异物取出，目前仍是治疗窒息异物的首选方法，在直视下钳取异物更灵活便捷，且可防止异物取出过程中对气道的损伤，尤其是对体积较大、形态尖锐、质地坚硬的异物。当出现肺段以下支气管异物时，应联合 RB 与 FB，可减少 FB 扭转，使其在钳取异物时更加灵活迅速。RB 可在直视下填塞出血部位，保护未受累的呼吸道以保障通气，且允许实行进一步治疗措施，包括冰盐水灌洗、APC、电灼术、激光治疗等。对中心气道狭窄患者，FB 可能因占用气道空间而加重通气功能障碍，操作风险较大，使用 RB 则可完美地解决这一问题。第一，RB 前端斜面可高效铲切气道内肿物，从而机械性清理气道，即刻扩宽气道；第二，RB 可连接呼吸机为患者提供通气；第三，RB 宽阔的镜鞘可作为工作通道进行镜下填塞止血、支架置入、热消融（激光、APC、电刀）、冷冻、球囊、放射性粒子植入和光动力等治疗，以便长期维持气道通畅，为进一步行综合治疗赢得时间。硅酮支架必须借助 RB 放置及取出，金属支架虽然可用 FB 放置，但共识推荐分叉形覆膜支架最好在 RB 下放置，摘除破损的覆膜支架或放置时间长已上皮化的裸支架也须借助 RB 处理。随着 3D 打印技术的成熟，定制个体化的气道支架将越来越普遍，这对 RB 操作提出了更高的需求，同时也能进一步提高临床疗效，减少并发症。

（二）操作方法

王氏插入法操作要领：一顺（顺舌背前行），二挑（看会厌挑起），三侧（见声门侧身），四转（进气管转正）。高频通气时气道开放，气道内气压低，对回心血流影响小，能保持良好的气体交换，有利于开展精细的介入操作。在气道消融尤其是激光治疗中需注意调整氧浓度（＜ 40%），避免发生气道烧伤。

（三）并发症及注意事项

由于 RB 检查过程中患者处于静脉全身麻醉状态，自主呼吸消失或微弱，患者的通气全部依赖于辅助通气，因此在 RB 检查前、检查过程中及检查后均有可能发生通气不足导致低氧血症或高碳酸血症。RB 操作还可能导致口腔、咽喉及呼吸道损伤，术中应注意轻柔操作，若出现并发症及时对症处理。

四、专家解读

RB 是治疗复杂气道疾病的首选工具，主要原因：①能更好地提供呼吸支持和手术视野，保证气道通气，利于观察操作过程；②允许 FB 与多种器械同时通过，缩短治疗时间，提高治疗效率；③操作过程全身麻醉，患者舒适度高。RB 与 FB 联合应用可干预气管及各级支气管内外病变，临床中精通 RB 的呼吸诊疗中心绝大多数介入操作都是在 RB 的支持下完成的。

中心气道狭窄分为良性与恶性，可导致患者出现不同程度的呼吸困难，甚至窒息死亡。良性中心气道狭窄多见于结核、气管插管或气管切开，恶性则多见于原发或转移气道肿瘤。RB 是解除气道腔内阻塞的首选工具。既往认为高位气管狭窄（声门及声门下 2 cm 以内的病变）预后较差，处理难度大，不宜采取 RB 下治疗，实际不然。对声门周围的病变，可将 RB 前端骑跨在声门上或不插入声门，暴露病变侧声带，隔离保护正常侧声带，不但能保障通气，也便于进行各种镜下介入治疗。

经典硬质支气管镜插入法是指在观察目镜或喉镜协助引导下将 RB

镜鞘插入气道。在靠近声门时，需将镜鞘旋转 90° 以利用斜面的平滑边缘推开同侧声带，为镜鞘进入气道腾出空间。镜鞘进入气道后，随即接通高频通气或麻醉机以保证患者有效通气，一般操作时间需 5 ～ 10 分钟。若需进入一侧支气管，则将患者的头部转向对侧。王洪武教授受到 FB 引导下气管插管的启发，自创王氏插入法，缩短了操作时间，王教授还将加速康复支气管镜理念应用其中，提出“555”标准，即 5 分钟麻醉好，5 秒内插入硬质支气管镜，术后 5 分钟拔管，可大大节省手术时间，降低并发症发生率和减少治疗费用，符合 ERAB 的理念，现已在临床广泛应用。

患者诱导麻醉后应立即插入 RB，进入气道后迅速接通麻醉机或喷射呼吸机进行机械通气，在检查过程中随时关注血氧饱和度，及时清理气道分泌物或血栓，保证气道通畅，必要时密闭镜鞘近端所有孔道，并使镜鞘远端的侧孔靠近气管隆突。高频通气可形成脉冲式呼气末压力平台，有利于氧的利用，但可能增加二氧化碳潴留的风险，可使用高频 - 常频叠加通气模式，利于二氧化碳的排出。对于伴有慢性阻塞性肺疾病（chronic obstructive pulmonary disease，COPD）或肺功能较差的患者，可采用常频通气模式，增加潮气量，并建议术中监测二氧化碳浓度。应用 RB 进行气道扩张或介入操作过程中有可能伤及气道壁，引起气道出血，严重者造成支气管破裂穿孔，引起气胸及纵隔气肿等。对复杂气道疾病患者术前常规予凝血酶预防出血，术中及时抽吸积血、应用止血药物或利用球囊、氩气刀等止血治疗。进行气道内介入操作前应制定详细的手术方案，RB 在向气道远端移动或铲切时，应保证镜鞘长轴与气道长轴平行，避免损伤气道壁。一旦出现气管穿孔，需控制感染、保证营养，使用金属覆膜支架封堵瘘口，必要时手术治疗。

本共识根据国内外研究进展及临床实践经验对 RB 的临床应用进行了全面而详细的介绍，RB 在复杂、危重性气道病变的介入操作中发挥着不可替代的作用，特别是在我国结核、肺癌患者持续增加，很多患者出现中心气道阻塞的背景下，RB 重新受到介入呼吸科医师的重视，而规范临床操作流程是 RB 下介入诊治成功的先决条件。实际上，RB 在全国乃至全世界范围内的使用率仍不高，与专业技术人员缺乏有关，建议增加呼吸内镜医师规范化培训，对 RB 介入诊疗操作的内镜医师、麻醉医师及护士进行专科化培训，以便开展更高效安全的 RB 诊疗操作。

（孟涵　王洪武）

参考文献

[1] 米比斯，马瑟，梅赫塔，等 . 肺脏介入医学 [M]. 徐作军，徐凯峰，王孟昭，译 . 北京：科学出版社，2008：1-22.

[2] 阿曼·恩斯特，菲力克斯·J.F. 赫斯 . 介入呼吸病学理论与实践 [M]. 李强，译 . 天津：天津科技翻译出版有限公司，2017：3-13.

[3] FLANNERY A，DANESHVAR C，DUTAU H，et al.The art of rigid bronchoscopy and airway stenting[J].Clin Chest Med，2018，39（1）：149-167.

[4] KALSI H S，THAKRAR R，GOSLING A F，et al.Interventional Pulmonology[J].Thoracic Surgery Clinics，2020，30（3）：321-338.

[5] 任杰，黄海东，王琴，等 . 硬质支气管镜技术在“真实世界”的争议与思考 [J]. 第二军医大学学报，2018，39（2）：117-123.

[6] 王洪武，李冬妹 . 中国支气管镜介入治疗现状及进展 [J]. 中国研究型医院，2020，7（4）：1-10.

[7] 王洪武，金发光 . 硬质支气管镜临床应用专家共识 [J]. 中华肺部疾病杂志（电子版），2022，15（1）：6-10.

[8] 王洪武，李冬妹，张楠，等 .2426 例次硬质气管镜的临床应用 [J]. 国际呼吸杂志，2017，37（3）：194-197.

[9] BATRA H，YARMUS L.Indications and complications of rigid bronchoscopy[J].Expert review of respiratory medicine，2018，12（6）：509-520.

[10] 余敏，李燕，赵琪，等 . 经硬质支气管镜冷冻肺活检对间质性肺疾病的诊断价值 [J]. 临床肺科杂志，2021，26（12）：1783-1787.

[11] PARADIS T J，DIXON J，TIEU B H.The role of bronchoscopy in the diagnosis of airway disease[J].J Thorac Dis，2016，8（12）：3826-3837.

[12] 孙永烽，靳蓉，陈敏，等 . 硬质气管镜术在现代儿科介入呼吸病学的应用 [J]. 中国实用儿科杂志，2019，34（6）：500-503.

[13] 黄桂亮，孙昌志，罗仁忠，等 . 硬性支气管镜联合纤维支气管镜在治疗小儿肺段支气管异物的应用 [J]. 山东大学耳鼻喉眼学报，2022，36（1）：91-94.

[14] DIAZ-MENDOZA J，PERALTA R，DEBIANE L，et al.Rigid bronchoscopy[J].Seminars in respiratory and critical care medicine，2019，39（6）：674-684.

[15] SAKR L，DUTAU H.Massive hemoptysis：an update on the role of bronchoscopy in diagnosis and management[J].Respiration，2010，80（1）：38-58.

[16] KHAN A，HASHIM Z，GUPTA M，et al.Rigid bronchoscopic interventions for central airway obstruction-an observational study[J].Lung India，2020，37（2）：114.

[17] GUARINO C，CESARO C，LA CERRA G，et al.Emergency rigid bronchoscopy and immunotherapy：successful combination in dramatic respiratory debut of pulmonary adenocarcinoma[J].Tumori Journal，2021，107（6）：P91-P93.

[18] WILLIAMSON J P，PHILLIPS M J，HILLMAN D R，et al.Managing obstruction of the central airways[J].Intern Med J，2010，40（6）：399-410.

[19] 宫蓓蕾，王开勤，李伟，等．硬质气管镜联合电子气管镜在中心气道重度狭窄治疗中的价值 [J]. 西安交通大学学报（医学版），2020，41（2）：268-274.

[20] 王洪武，张楠，李冬妹，等．恶性复杂中央气道病变的气管镜介入治疗 [J]. 中国肺癌杂志，2016，19（12）：854-858.

[21] 王洪武，金发光，张楠．气道内金属支架临床应用中国专家共识 [J]. 中华肺部疾病杂志（电子版），2021，14（1）：5-10.

[22] 王洪武．呼吸内镜操作技术规范 [M]. 北京：科学技术文献出版社，2019：17-22.

[23] 金发光，李时悦，王洪武．恶性中心气道狭窄经支气管镜介入诊疗专家共识 [J]. 中华肺部疾病杂志（电子版），2017，10（6）：647-654.

[24] 中华医学会呼吸病学分会．良性中心气道狭窄经支气管镜介入诊治专家共识 [J]. 中华结核和呼吸杂志，2017，40（6）：408-418.

[25] 王洪武，周云芝，李冬妹，等．电视硬质气管镜在大气道狭窄治疗中的应用 [J]. 中国肺癌杂志，2011，14（4）：367-372.

[26] 王洪武．支气管镜介入治疗王洪武 2019 观点 [M]. 北京：科学技术文献出版社，2019：7-12.

[27] 杨龙慧，王忱．高频叠加常频通气在气管支架治疗合并气管狭窄的恶性食管气管瘘中的应用 [J]. 中国医疗器械信息，2020，26（9）：118-120.

[28] SUNG H，FERLAY J，SIEGEL R L，et al.Global cancer statistics 2020：GLOBOCAN estimates of incidence and mortality worldwide for 36 cancers in 185 countries[J].CA：a cancer journal for clinicians，2021，71（3）：209-249.

[29] ABOUDARA M，RICKMAN O，MALDONADO F.Therapeutic bronchoscopic techniques available to the pulmonologist[J].Clinics in Chest Medicine，2020，41（1）：145-160.

[30] 王洪武．国内 54 家医院呼吸内镜介入治疗设备及开展技术情况调查 [J]. 中华结核和呼吸杂志，2013，36（11）：867.

《气道内金属支架临床应用中国专家共识（2021年）》解读

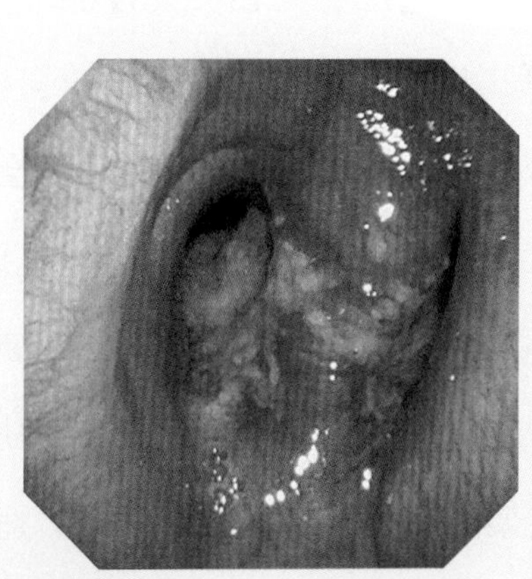

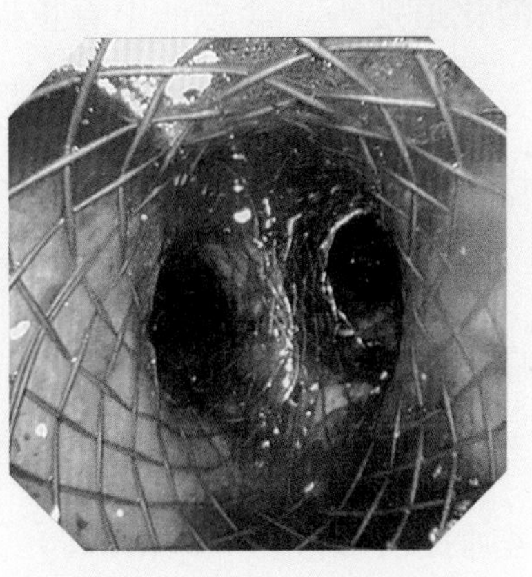

一、概述

近几十年来呼吸介入治疗技术蓬勃发展，气道支架技术应用越来越广泛。气道支架是治疗气管、支气管狭窄的重要手段，可迅速重建气道，改善呼吸困难等症状。气道支架包括金属支架和非金属支架，金属支架因操作相对简单，被广大医务工作者采用，但各地治疗水平参差不齐，支架使用不规范，造成支架相关并发症增多。而且中国一直没有相关的临床应用共识，此次由世界内镜医师协会呼吸内镜协会、中国抗癌协会肿瘤光动力治疗专业委员会、中国医师协会呼吸整合医学分会牵头，特邀业内知名专家共同编写了《气道内金属支架临床应用中国专家共识（2021 年）》。本共识主要聚焦金属支架，金属支架分为完全覆膜支架、部分覆膜支架和裸支架，从金属的材质、膜的厚度、支架的形状等方面逐一介绍了各种支架的特性和临床使用情况。适应证包括恶性气道狭窄、良性气道狭窄、支气管胸膜瘘、气道消化道瘘等。禁忌证中着重提出良性气道狭窄慎用金属裸支架。在操作方法部分，对术前准备、根据病变的部位选择不同形状的支架、通过影像图片测量支架的规格、置入方法等进行了详细描述。通过对临床症状、影像学检查、实验室及辅助检查的共同分析，进行疗效评价。在并发症中详细说明了常见并发症的发生率及相应的处理方法、支架取出指征及方法等。本文将结合国内外相关文献对本共识进行解读，为广大临床医师提供参考。

二、评估和制定

1. 适应证

适应证包括结构性气道狭窄和功能性气道狭窄。其中结构性气道狭窄应先采用其他呼吸介入治疗技术进行处理，经处理后气道狭窄仍在 70% 以上或反复处理，管腔狭窄维持在 70% 以下时间很短，症状仍反复发作者，可以选择置入气道支架。

恶性中央气道狭窄：着重指出支架置入的时机。对于管内型气道肿瘤应首先采用电圈套器套扎、激光消融、二氧化碳冷冻冻取等技术，削除肿瘤。如果无法通过其他方法去除肿瘤，建议放置金属覆膜支架，慎用金属裸支架。因为管内型气道肿瘤放置金属裸支架后，肿瘤会自支架的缝隙处长至腔内，很快支架会被包埋在肿瘤内，肿瘤再次堵塞管腔。即使必须放置裸支架也需尽快将其取出。对于因肿瘤压迫导致的管外型气道狭窄，可直接置入支架。对于管壁型和混合型气道狭窄，先行其他技术削瘤，如狭窄仍超过 70%，则放置气道支架。

良性气道狭窄：由创伤、炎症、放疗、外科手术等导致的气道瘢痕狭窄，其他治疗技术处理后，仍反复出现管腔回缩，狭窄超过 70%。可考虑放置气道支架，但因支架需放置较长时间，故首选硅酮支架，必要时可放置金属覆膜支架，禁用金属裸支架。对于良性病变如甲状腺肿、支气管囊肿及血管异常等导致的气道外压性狭窄，可放置气道金属支架。后续采用外科手术等治疗，解决良性病变导致的狭窄后，尽早将支架取出。

联合治疗：本共识提出由针对肿瘤的治疗如光动力治疗、放疗等导致管腔内大量坏死物形成，堵塞管腔，为保障患者生命安全，可放置临时性气道支架，待治疗结束后取出。

功能性气道狭窄：对于由气道软化、复发性多软骨炎等引起的气道塌陷，当达到重度狭窄时可短期放置气道支架。但复发性多软骨炎急性期时不建议放置气道支架。

消化道 - 呼吸道瘘及某些部位的肺叶或肺段支气管胸膜瘘等。

局部支气管管腔的封堵。

2. 禁忌证

为了规范气道内金属支架的使用，本共识明确指出了禁忌证。其中明确提出用于治疗良性疾病时，禁止使用不可回收的金属裸支架。对于管内型中央气道病变或呼吸道瘘慎用金属裸支架，即使使用也需尽快取出或更换为覆膜金属支架。

气管支气管结核狭窄分为 6 种类型：Ⅰ型炎症浸润型、Ⅱ型溃疡坏死型、Ⅲ型肉芽增殖型、Ⅳ型瘢痕狭窄型、Ⅴ型管壁软化型和Ⅵ型淋巴结瘘型。李强等在 47 例金属支架治疗气管支气管结核狭窄患者中展开了回顾性研究，随访 4 ～ 6 个月后，11 例（23.4%）出现了再狭窄，其中Ⅱ型和Ⅲ型再狭窄发生率分别为 66.67% 和 50%。且Ⅰ型、Ⅱ型、Ⅲ型狭窄的患者尚处于临床活动期，金属支架置入后再狭窄发生率高，故不建议放置金属支架。此外，狭窄的远端存在气道闭塞或伴有肺不张，放置气道支架后无法打开远端气道，无治疗意义。故本共识提出了气道黏膜炎症（如结核等未控制），以及远端气道闭塞或肺不张，不宜放置金属支架。

3. 既往对于气道支架置入的疗效评价标准多以临床症状和特征为主要指标。本共识提出了将血气分析、肺功能检查纳入评价标准中。对于消化道－呼吸道瘘的患者放置气道内金属支架后，本共识建议采用非离子型碘造影剂进行消化道造影来评估疗效。细化疗效评价标准，使得评估更加准确。

4. 应用气道内金属支架治疗中央气道狭窄，常见的远期并发症有分泌物潴留、气道黏膜炎症反应、肉芽组织增生造成管腔再狭窄等，各位专家对并发症的评判标准各不相同，无法达到统一的标准。王洪武教授将此类并发症进行量化，分为 0 ～ +++/++++，得到了广大同行的认可，并写入本共识中。在今后有关气道内金属支架的并发症评判就有了统一标准，相关医师可对并发症的发生情况一目了然。

5. 以往医师放置气道支架后未进行规律的观察，有些患者的支架长期放置，出现了严重的并发症，无法处理。近年来随着气道金属支架的普遍使用，广大医师也观察到很多问题。气道内金属支架不适宜长期放置。故本共识制定了支架取出的指征，提出因支架导致严重并发症如剧烈咳嗽不能耐受、发生严重的支架相关感染、出现支架破损及断裂、反复移位、严重的肉芽或肿瘤组织过度增生时，需将支架取出。同时也提出当支架使气管支气管管腔增宽的任务完成后也应尽早将支架取出。

三、研究重点

1. 中央气道八分区法和支架形状的选择

随着气道金属支架的广泛应用，金属支架从最初的直筒形，逐步发展出L形、Y形和定制支架。临床中如何针对不同的病变部位选择合适形状的支架，是初学者最难掌握的技术要点。王洪武教授根据多年的临床经验，将中央气道分为八区，其中主气管一分为三，分别为Ⅰ区、Ⅱ区、Ⅲ区，隆突为Ⅳ区，右主支气管为Ⅴ区，右中间段支气管为Ⅵ区；左主支气管分为2段，近端为Ⅶ区，远端为Ⅷ区。以中央气道八分区为依据，详细介绍了不同部位的支架选择情况，使得初学者在支架的选择上了然于心。

2. 临床上有关金属裸支架和覆膜金属支架的选用上，一直争议颇多。金属裸支架的优点是不易移位，气道分泌物不易潴留，其不足是裸支架不能阻挡肿瘤或肉芽组织沿网眼向腔内生长，引起管腔再狭窄，且长期放置可能无法取出；而金属覆膜支架适于长期放置，容易取出，不足是气道分泌物易在支架表面潴留，增加气道感染机会。临床上无两者随机试验研究，进行数据对比。曾有学者采用试验犬气管狭窄模型放置覆膜支架、裸支架观察管腔再狭窄的规律。试验最终结果是覆膜支架引起管腔再狭窄发生的时间远远晚于裸支架，主要为支架两端再狭窄发生，对于需要长期放置的患者优选覆膜支架。武良权等分别应用金属覆膜支架（14例）与金属裸支架（19例）治疗严重恶性气道狭窄的患者，其中覆膜支架组中位生存时间为8个月，裸支架组为4.7个月，覆膜支架组肿瘤再次向气道内生长的间隔为（13.4 ± 9.5）个月，裸支架为（7.1 ± 7.4）个月，$P < 0.05$，覆膜支架术后肺部感染发生率（13/14）高于裸支架组（11/19），$P=0.048$，最终的结论是在严重恶性气道狭窄治疗中，与裸支架相比覆膜支架可更好地阻止肿瘤向气道内生长，延长生存时间。故

对于恶性气道狭窄，如放置时间长，优选金属覆膜支架。对于良性气道狭窄，美国食品药品监督管理局曾提出对于良性疾病导致的气道狭窄，慎用金属裸支架。中国专家结合临床经验，提出良性疾病导致的气道狭窄禁用金属裸支架。

3. 肿瘤累及声门引起声门及声门下狭窄是否可以放置支架，是专家们着重讨论的问题之一。部分专家考虑到病变累及声门导致声门及声门下狭窄，放置支架可引发进食困难、疼痛、支架极易移位等较为严重的并发症，也有专家提出此类疾病多为甲状腺癌、下咽癌、颈段食管癌等所致，有些患者可采用气管切开，尽管会降低生活质量，但可延长生存期。仍有一部分患者因肿瘤已累及颈部软组织、肿瘤遮挡气管，导致气管切开困难或无法进行气管切开，最终丧失生命。因此类情况特殊，专家们讨论后决定将该项疾病列为相对禁忌证，至于此类患者是否可以尝试放置气道支架改善症状，由各位临床医师根据实际情况决定治疗方案。

四、专家解读

1. 中央气道八分区法在气道支架置入中的作用

在临床中如何正确选择合适的气道金属支架是初学者的难题。本共识提出以中央气道八分区法为参考依据，根据不同的分区选择相应规格的支架，提高了支架置入的成功率和治疗的有效率。王洪武等根据中央气道八分区法选用相应的气道内金属支架治疗食管气管瘘，临床有效率可达 88.9%。临床上，常遇到狭窄位于中央气道Ⅲ区近隆突处，此时如果选择直筒支架，置入后常存在支架远端无法释放、支架容易移位等相关问题。参考中央气道八分区选择支架的方法，更换为 Y 形金属支架，则上述问题可顺利解决。对于气道消化道瘘瘘口位于Ⅷ区者，常规选择大 Y 形气道支架（主气管 – 左右主支气管），可能因瘘口位置较低，支架无法完全覆盖瘘口或不能超过瘘口下缘 2 cm 以上，导致封堵失败。而根据中央气道八分区法选择小 Y 形支架（左主支气管 – 左上下叶），可明显提高封堵的成功率。因而中央气道八分区法在气道内金属支架的选择上是一个很好的参考标准，望大家熟记。

2. 食道支架置入后导致气道狭窄的治疗

对于应用气道内支架治疗气道狭窄的疾病，还有一类是继发性气道狭窄。因食道狭窄或食道瘘放置食道支架后出现中央气道狭窄，此类患者的治疗存在一定的争议。一种观点是中央气道存在外压性狭窄，故放置气道金属支架支撑气道管腔，但此方法因气道、食道同时存在支架，两个支架随着吞咽动作、呼吸、咳嗽等，相互摩擦、挤压，可能导致新的瘘口出现、原瘘口扩大等问题，严重时可引发大出血。李刚等报道采用气道内金属支架治疗食管癌食管支架置入术后继发气道狭窄的患者，平均生存时间为（96.9 ± 74.4）天，其中 1 例死于消化道大出血，1 例死于呼吸衰竭，17 例死于肿瘤进展所致的恶病质。另一种观点是将食道支架取出，观察气道的狭窄情况。如狭窄不超过 70%，则食道和气道均不放置支架，如狭窄超过 70%，则放置气道支架。存在的问题是如原有食道狭窄，将食道支架取出后，患者将无法经口进食，需给予放置鼻胃营养管或鼻空肠营养管或行胃 / 空肠造瘘术。但无相关的文献报道，生存时间等无法与前者相对比。有待后续的临床研究分析。

3. 未来气道支架的发展方向

近年来随着支架的应用增多，越来越多的问题逐一显现，广大医师们致力于气道支架的研究。王婷等将金属裸支架和金属覆膜支架进行改良后，进行动物实验，最终失败，他们总结失败的教训，为后续的研究积累了一定的经验。很多相关研究如金属支架与非金属支架的联合、药物洗脱支架、药物涂层支架、生物可降解支架、3D 打印支架等，取得了一定的成果。目前研究的生物可降解金属支架，主要为铁合金支架和镁合金支架，铁合金支架的主要特点为释放速率较平均，且具有良好的力学性能及磁共振兼容性，但也有研究发现，铁合金支架一般需要 2 年的时间才能溶解。镁合金支架具有良好的弹性形状记忆能力和物理机械性能，具有较好的组织相容性，但其也存在耐腐蚀性差及降解速率过快的问题，仍处于动物实验阶段。3D 打印支架一直是我们重点期盼的支架，3D 打印定制的新型覆膜金属支架，是将 CT 扫描数据导入 3D 重建系统重建气道，传输至 3D 打印机，打印气道模具，再以气道模具为模板进行网状编织，成为新型定制的覆膜金属支架，目前处于临床试验阶段。我们期盼未来的支架，能有很好的支撑效果，同时具有对管壁的挤压、刺激作用小，不易移位，改善排痰能力及良好的适形性等特点，以满足临床的需求。

（邹珩　王洪武）

参考文献

[1] 王洪武，金发光，张楠．气道内金属支架临床应用中国专家共识 [J]. 中华肺部疾病杂志（电子版），2021，14（1）：5-10.

[2] 王洪武．严格掌握气管支架适应证，及时处理并发症 [J]. 中华结核和呼吸杂志，2014，37（3）：221-222.

[3] 王洪武，李冬妹，张楠，等．气管内覆膜金属支架置入治疗食管气管瘘 [J]. 中华结核和呼吸杂志，2013，36（5）：390-392.

[4] 武良权，杨健，杨旸，等．金属覆膜支架与金属裸支架在严重恶性气道狭窄治疗中的比较分析 [J]. 临床肺科杂志，2022，27（1）：106-108.

[5] 李刚，王全义，苏金旺，等．气道内支架置入治疗食管内支架置入术后恶性气道狭窄 [J]. 介入放射学杂志，2022，31（1）：74-77.

[6] 张浩宇，宋新宇，熊晓琦，等．Y 型气道自膨式覆膜金属支架在治疗气管食管瘘中的应用 [J]. 巴楚医学，2022，5（3）：6-7.

[7] 杨苗，高宝安．生物可降解支架治疗良性气道狭窄的应用进展 [J]. 巴楚医学，2021，4（1）：105-109.

[8] 王尧．气道支架治疗技术在中央气道阻塞中的应用进展 [J]. 海南医学，2021，32（19）：2573-2576.

[9] 李付琦，白冲．金属支架治疗气管支气管结核研究进展 [J]. 中华肺部疾病杂志（电子版），2020，13（4）：548-550.

[10] 毛静宇，胡蓓蓓，茅秋霞，等．新型经支气管镜工作孔道释放的金属气道支架对恶性中央气道狭窄的治疗观察 [J]. 临床肺科杂志，2020，25（11）：1719-1722.

[11] 陈愉，周子青，冯家欣，等．使用气道内杂交支架治疗复杂气道狭窄和气道瘘疗效与安全性分析 [J]. 中国肺癌杂志，2020，23（6）：472-478.

[12] 中国抗癌协会肿瘤光动力治疗专业委员会．呼吸道肿瘤光动力治疗临床应用中国专家共识 [J]. 中华肺部疾病杂志（电子版），2020，13（1）：6-12.

[13] 赵纯，向述天，苏伟，等 . 个体化金属覆膜支架治疗气道瘘的临床应用 [J]. 介入放射学杂志，2019，28（12）：1185-1189.

[14] JOHNSON C M，LUKE A S，JACOBSEN C，et al.State of the science in tracheal stents：a scoping review[J].Laryngoscope，2022，132（11）：2111-2123.

[15] IZHAKIAN S，WASSER W，UNTERMAN A，et al.Long-term success of metal endobronchial stents in lung transplant recipients[J].Thorac cardiovasc surg，2022，70（6）：520-526.

[16] LI F，TIAN S，HUANG H，et al.Post-tuberculosis tracheobronchial stenosis：long-term follow-up after self-expandable metallic stents placement and development of a prediction score-the Restenosis Score[J].Eur J Med Res，2022，27（1）：133.

[17] BAI Y，ZHAN K，CHI J，et al.Self-expandable metal stent in the management of malignant airway disorders[J].Front Med（Lausanne），2022，9：902488.

[18] GUIBERT N，HÉLUAIN V，BRINDEL A，et al.Airway stenting：state of the art[J].Rev Mal Respir，2022，39（5）：477-485.

[19] SCHULZE A B，EVERS G，TENK F S，et al.Central airway obstruction treatment with self-expanding covered Y-carina nitinol stents：a single center retrospective analysis[J].Thoracic Cancer，2022，13（7）：1040-1049.

[20] MAJID A，OSPINA-DELGADO D，AYALA A，et al. Stent evaluation for expiratory central airway collapse：does the type of stent really matter[J]? J Bronchology Interv Pulmonol，2023，30（1）：37-46.

解读《呼吸道肿瘤光动力治疗临床应用中国专家共识》

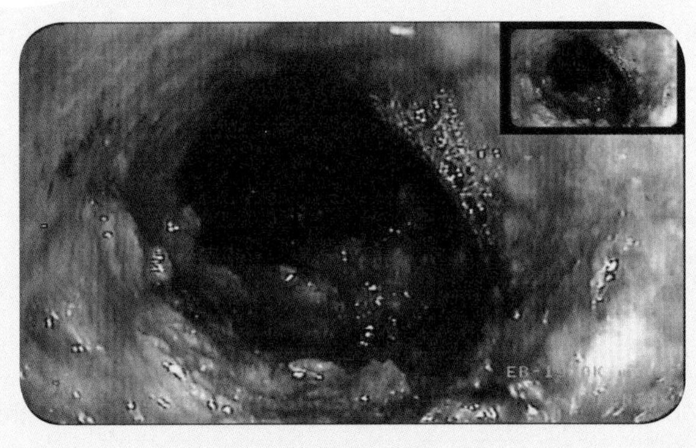

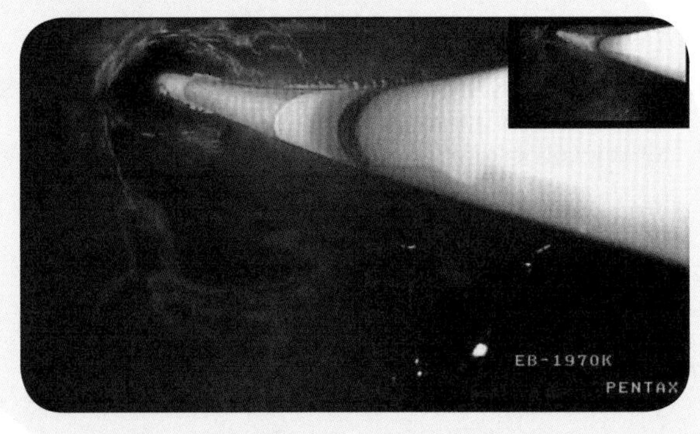

一、概述

光动力治疗（photodynamic therapy，PDT）在呼吸道恶性肿瘤的介入治疗中具有创伤性小、特异性高和兼容性好等特点。但目前PDT用于中央型气道肿瘤的依据主要来自个案报道或系列病例研究，缺乏循证医学证据或临床诊疗共识。为进一步推广中国经验，《呼吸道肿瘤光动力治疗临床应用中国专家共识》（以下简称《共识》）由中国抗癌协会肿瘤光动力治疗专业委员会和世界内镜协会所属呼吸内镜协会特邀相关领域的权威专家共同参与制定和编写。编写组通过检索PubMed、EMBASE、Cochrane Library、中国期刊全文数据库、中文科技期刊数据库和万方数据库等，并根据国际研究进展、中国实际经验和研究积累等起草《共识》初稿，经专家委员会多轮讨论修改与投票后达成共识意见，于2019年在《中华肺部疾病杂志（电子版）》杂志发布。《共识》从11个方面对PDT原理及其在呼吸道肿瘤中的临床应用做了具体的表述。

PDT是一种药械联合技术，其治疗过程包括施用光敏剂（photosensitizer，PS）和给予适当波长的光照射病灶部位。目前国内受批准用于临床的PS仅有一种，即第一代PS——喜泊分®，这是一种血卟啉衍生物，其疗效确切，但副作用也较为明显，如杀伤深度较浅、药物半衰期较长及易出现皮肤光敏反应等。适当波长的光是PDT的另一个关键因素，目前作为PDT光源的主要是半导体激光器（功率在1～2 W），此外还有高功率氦氖激光肿瘤治疗仪。用于治疗的光纤主要有2种，一种是平切光纤，用于小于0.5 cm的病变，对准病变直接照射；另一种是柱状光纤，临床最为常用，弥散段长度为2～6 cm，应用中可根据病变的长度选择合适弥散段长度的光纤。

首先，PS与肿瘤组织具有高亲和力，会选择性地蓄积在肿瘤组织中，这种PS选择性地在肿瘤组织中蓄积和选择性地针对病灶组织的激光照射共同构成了PDT的双靶向性作用（药物靶向性富集和光照靶向性激活）。在PDT的治疗过程中，PS吸收光子的能量跃迁到激发态，受激发的PS可以与周围的生物分子发生两种反应，即Ⅰ型和（或）Ⅱ型光化学反应，以产生一些氧化活性分子（radical oxygen species，ROS），ROS是诱导肿瘤组织损伤和死亡的主要物质。其次，PS在肿瘤组织的新生血管内皮细胞中也有较高浓度，因而光照后还可引起肿瘤组织的血管损伤及由此导致的肿瘤组织局部缺血缺氧，这在PDT机制中起着关键性作用，并决定着PDT的选择性杀伤特性。最后，PDT引起的病灶局部炎症反应，可以募集和激活免疫细胞并诱导产生抗肿瘤免疫效应，从而有效清除肿瘤细胞，并对肿瘤的复发有很好的控制作用。

二、评估和制定

《共识》在PDT的适应证、禁忌证、术前准备、操作、避光教育及疗效评价等方面均有规范。

《共识》认为PDT可用于无法耐受手术或不接受手术治疗的早期气道恶性肿瘤患者的根治治疗，但对病灶范围有要求：病灶长度＜1 cm，且在支气管镜可视范围内；浸润深度＜1 cm，未累及软骨和外膜层，无淋巴结及远处转移。当瘤灶导致气管、支气管堵塞，且肿瘤呈管内型或是管内 + 管壁型时，PDT 也可用于气道恶性肿瘤的姑息性治疗。

PDT 禁忌证大致可分为药物过敏或感光条件不满足、不能耐受气管镜操作、气管结构不完整或瘤灶位置 / 大小不适宜，以及特殊人群风险等。

PDT 术前除评估患者一般情况外，需要全面评估患者气道情况，胸部 CT 平扫 + 增强 + 气管树三维重建及气管镜检查是必要的，如有条件可同时行超声支气管镜、荧光支气管镜检查，明确病变的范围及厚度。在执行知情同意时需着重进行避光教育。

《共识》推荐喜泊分®的用量为 2 ～ 3 mg/kg，其皮试及静脉给药过程需注意避光操作。光源使用半导体激光器，术前通过可弯曲支气管镜评估需治疗的肿瘤长度，确定照射范围，计算功率密度、照光时间【照光时间（s）= 能量密度（J/cm^2）÷ 功率密度（W/cm^2）】。常规应用波长为 630 nm，功率密度为 100 mW/cm^2，总能量密度为 150 ～ 200 J/cm^2。目前国内治疗方案常规为 2 次照射，第 1 次在给药后 40 ～ 48 小时，第 2 次为给药第 3 天，治疗时照射为间断式（照射 3 ～ 5 分钟，间隔 1 ～ 3 分钟），第 2 次照射前先清理坏死物，照射能量以有效的肿瘤治疗为准，参照首次照射的疗效调整第 2 次的能量密度。治疗期间需随时清理气道内坏死物，治疗 1 周后需再次清理坏死物，避免管腔堵塞。

PDT 术后患者需进行严格避光，《共识》极为重视患者术后的避光宣教，详细地描述了对避光环境、时间、程度等方面的要求。术后 30 天患者可进行光敏感试验评估体内 PS 残留情况。光敏感试验阴性，患者可适当室外活动，但避免阳光直照，且术后 3 个月内仍需避免强光照射。

最后，《共识》编写组在详细研究了国内外 PDT 疗效评价标准和实体肿瘤的疗效评价标准（response evaluation criteria in solid tumors，RECIST）、WHO 标准的基础上制定了呼吸道肿瘤 PDT 疗效评价标准（2019 年版）（以下简称《标准》）。《标准》提出 PDT 前后应定期评估，每次评估均需行胸部 CT 平扫 + 增强、支气管镜检查及组织活检作为客观评价依据。《标准》中的近期疗效（PDT 治疗后 1 个月）根据支气管镜下观察瘤灶范围及病理活检肿瘤细胞的情况分为 4 级：完全缓解、部分缓解、疾病稳定和疾病进展；远期疗效则主要从总生存期、无进展生存期和疾病控制时间等方面进行评价。

三、研究重点

《共识》在 PDT 的操作、注意事项、并发症及联合治疗等临床应用方面偏重着墨。

《共识》建议对于呼吸道肿瘤采用 2 次照射方案，在支气管镜引导下将柱状光纤送入需要照射的病变区，柱状光纤照射面积（cm^2）= 2πrh（h 为柱状光纤发光部分长度，r 为发光部分距离病灶的距离）。当肿瘤相对平整时可将光纤放置于肿瘤的一侧，对于瘤体巨大及腔内型肿瘤可将光纤插入瘤体内。柱状光纤通常用于中央型气道梗阻的患者，一般根据所需治疗肿瘤的长度选择不同长度的光纤，使光纤超过病变两端各 0.5 cm，既要完全包括肿瘤组织，又要避免过多照射非肿瘤组织，当病变范围较广时，需分段照射，要注意避免肿瘤组织过多重复照射。

对于气管支气管堵塞明显的患者，需要对堵塞情况进行评估，具体如下。

（1）中央气道Ⅰ～Ⅷ区肿瘤管腔堵塞＜50%，可直接行PDT。

（2）肿瘤管腔堵塞≥50%。

1）如堵塞发生在中央气道Ⅰ～Ⅳ区，需先行减瘤使管腔狭窄＜50%，再行PDT，必要时PDT后立即置入气管支架，第2次照射前需将支架取出。

2）如堵塞发生在中央气道Ⅴ～Ⅷ区，处理方式较为灵活，可先减瘤再行PDT，亦可将光纤直接插入瘤体内，行间质PDT（或与表面PDT联合），事后再减瘤，亦可行PDT后立即放置支气管支架，第2次照射前再将支架取出。对于需行减瘤术的患者，《共识》建议在全身麻醉下经口插入硬质支气管镜操作，采用硬质支气管镜铲切、二氧化碳冷冻冻取、激光/氩气刀烧灼消融、电圈套器套扎肿瘤等技术行减瘤治疗。

PDT常见并发症以皮肤光敏反应、咳嗽、发热、咯血等为主，临床表现相对比较轻微，患者可耐受，对症处理后症状很快可消失。但对于PDT严重并发症，需及时准确处理，具体如下。

（1）急性黏膜水肿：受PDT促炎效应影响出现局部组织水肿，以发生于瘤灶位于中央气道Ⅰ区邻近声门处的最为严重，这类患者可术后经验性予以激素预防，一旦发生立即行呼吸道有创通气。

（2）穿孔：当患者存在气道食道贯通性病变时，PDT后肿瘤组织坏死脱落较易形成穿孔。对于已明确穿孔的，在选择合适形状的支架（金属覆膜支架或硅酮支架）封堵瘘口的同时，建议患者禁食水并放置肠内营养管或空肠造瘘予以营养支持治疗，详见《继发性消化道－呼吸道瘘介入诊治专家共识（第二版）》。

（3）瘢痕狭窄：PDT后肿瘤坏死，局部黏膜纤维化形成瘢痕，瘢痕收缩导致管腔狭窄。对于气道狭窄明显的患者可选用球囊扩张、气管内支架置入等治疗，维持管腔通畅。

（4）致死性大咯血：常因肿瘤累及邻近大血管，PDT后肿瘤组织坏死脱落，形成支气管－动脉瘘，引起致命性大咯血的发生。一旦出现应立即行气管插管进行抢救，详见《支气管镜诊疗操作相关大出血的预防和救治专家共识》。

PDT可以联合一种或多种呼吸道肿瘤治疗手段，如支气管镜下介入减瘤术、放疗、化疗、靶向治疗和免疫治疗、中医药等。

四、专家解读

PDT的核心构成：PS、光源及氧。目前国内的PS仅有喜泊分®获批用于临床，国外有Photophrin、Photosan、Laserphrin等都未在国内上市，如应用涉嫌违规，应避免。其他如福大赛因（酞菁类）、竹红菌素等国产PS目前都在国内临床试验阶段，相信在不久的将来都会上市。

光照剂量是影响PDT疗效的重要因素，目前国内主要使用半导体激光器作为光源，但机器输出端的光照剂量并不等同于肿瘤组织接收到的光照剂量，目前对于两者之间的能量衰减量难以测定，不同厂家半导体激光器传输期间的能量衰减量差距明显。根据临床应用经验，我们建议低功率密度、长照光时间及多次照射的PDT治疗方案，但半导体激光器在使用时功率密度需＞1 W，采取间断式照射，避免持续照射导致的肿瘤新生血管快速闭塞及光照局部耗氧过快，ROS 产生率降低导致 PDT 疗效下降。同时低功率密度、长照光时间及多次照射的方案可在一定程度上规避由 PDT 光热效应导致的纤维化、瘢痕化、气道结构变形等术后并发症。

不同肿瘤组织对于 PDT 的敏感度差异明显，就呼吸道肿瘤而言，鳞癌较腺样囊性癌敏感，鳞癌患者 PDT 后一般第 2 日就可见气道内大面积瘤灶坏死物形成，而腺样囊性癌 PDT 后瘤灶坏死物形成较晚，可出现在术后 1 周左右。因此，在计算第 2 次光照剂量时需考虑 PDT 疗效的滞后性，避免过高照射剂量导致的气道穿孔。腺样囊性癌患者在接受化疗期间或放疗后，如接受 PDT，其照射剂量也需减低，避免气道穿孔。除了控制 PDT 光照剂量，术前影像学、胃镜和 EBUS 等的综合评估也可以有效降低术后气道穿孔发生的概率。值得注意的是《共识》中的 PDT 照射方案仅针对气道表面照射，对于肺间质、胸膜腔等 PDT 照射方案国内外尚未达成共识。

《共识》对于 PDT 的临床应用给出了一般性的规范与建议，但 PDT 尚存在诸多有待解决的问题需要探讨，如 PDT 期间瘤灶局部产生的 ROS 量及持续时间的准确计算方式，PDT 术后瘤灶残留量评估，PDT 联合常规治疗方案是序贯进行抑或是同步进行。

《共识》的发表意味着 PDT 得到国内学界认可，相信未来由我国研究者领衔的高质量临床研究会越来越多，适用于中国患者的 PDT 循证医学依据将更加充分。我们期待 PDT 在呼吸道肿瘤治疗中充分发挥作用，期待对 PDT 的研究更为深入，以造福更多的患者。

（滕俊　王洪武）

参考文献

[1] 王洪武，金发光，邹珩 . 呼吸道肿瘤光动力治疗临床应用中国专家共识 [J]. 中华肺部疾病杂志（电子版），2019，12（4）：409-415.

[2] AGOSTINIS P，BERG K，CENGEL K A，et al.Photodynamic therapy of cancer：an update[J].CA Cancer J Clin，2011，61（4）：250-281.

[3] KIM M M，DARAFSHEH A.Light sources and dosimetry techniques for photodynamic therapy[J].Photochem Photobiol，2020，96（2）：280-294.

[4] XIANG M，ZHOU Q，SHI Z，et al.A review of light sources and enhanced targeting for photodynamic therapy[J].Curr Med Chem，2021，28（31）：6437-6457.

[5] ALZEIBAK R，MISHCHENKO T A，SHILYAGINA N Y，et al.Targeting immunogenic cancer cell death by photodynamic therapy：past，present and future[J].J Immunother Cancer，2021，9（1）：e001926.

[6] LI X，KWON N，GUO T，et al.Innovative strategies for hypoxic-tumor photodynamic therapy[J].Angew Chem Int Ed Engl，2018，57（36）：11522-11531.

[7] ANIOGO E C，GEORGE B P，ABRAHAMSE H.Molecular effectors of photodynamic therapy-mediated resistance to cancer cells[J].Int J Mol Sci，2021，22（24）：13182.

[8] MISHCHENKO T，BALALAEVA I，GOROKHOVA A，et al.Which cell death modality wins the contest for photodynamic therapy of cancer?[J].Cell Death Dis，2022，13（5）：455.

[9] FURUSE K，FUKUOKA M，KATO H，et al.A prospective phase Ⅱ study on photodynamic therapy with photofrin Ⅱ for centrally located early-stage lung cancer.The Japan Lung Cancer Photodynamic Therapy Study Group[J].J Clin Oncol，1993，11（10）：1852-1857.

[10] DIAZ-JIMÉNEZ J P，MARTÍNEZ-BALLARÍN J E，LLUNELL A，et al.Efficacy and safety of photodynamic therapy versus Nd-YAG laser resection in NSCLC with airway obstruction[J].Eur Respir J，1999，14（4）：800-805.

[11] 王洪武，邹珩，周云芝，等．光动力治疗恶性肿瘤临床研究 [J]. 医学研究杂志，2007，7：35-38.

[12] 王国安，吴宏成．光动力治疗在呼吸道肿瘤中的临床应用 [J]. 现代实用医学，2020，32（1）：7-8.

[13] 邬盛昌，李强．光动力疗法在肺癌治疗中的应用 [J]. 中华医学杂志，2012，40：2875-2877.

[14] 李黎波，李文敏，项蕾红，等．光动力疗法在中国的应用与临床研究 [J]. 中国激光医学杂志，2012，21（5）：278-307.

[15] 丁晓倩，林存智，邵明菊，等．光动力治疗晚期气管内肺癌 4 例临床疗效分析 [J]. 临床肺科杂志，2017，22（6）：1147-1148.

[16] SCHWARTZ L H，LITIÈRE S，DE VRIES E，et al.RECIST 1.1-Update and clarification：from the RECIST committee[J].Eur J Cancer，2016，62：132-137.

[17] 王洪武．晚期中央型非小细胞肺癌气管镜微创治疗进展 [J]. 医学研究杂志，2009，38（6）：3-5，69.

[18] KIMURA M，MIYAJIMA K，KOJIKA M，et al.Photodynamic therapy（PDT） with chemotherapy for advanced Lung cancer with airway stenosis[J].Int J Mol Sci，2015，16（10）：25466-25475.

[19] MOGHISSI K，DIXON K.Update on the current indications，practice and results of photodynamic therapy（PDT） in early central lung cancer（ECLC）[J].Photodiagnosis Photodyn Ther，2008，5（1）：10-18.

[20] 中华医学会呼吸病学分会．支气管镜诊疗操作相关大出血的预防和救治专家共识 [J]. 中华结核和呼吸杂志，2016，39（8）：588-591.

[21] ZHANG Q，LI L.Photodynamic combinational therapy in cancer treatment[J].J BUON，2018，23（3）：561-567.

《恶性中心气道狭窄经支气管镜介入诊疗专家共识》解读

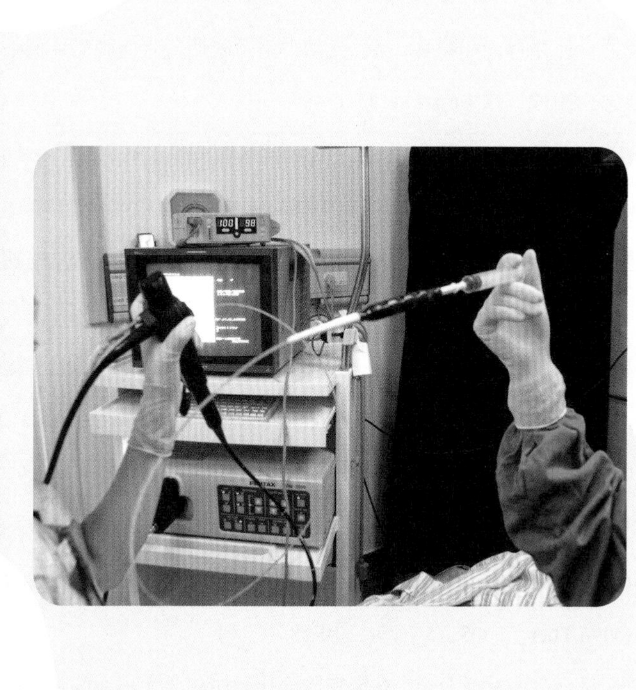

一、概述

中心气道狭窄（central airway obstruction，CAO）指气管、隆突、左右主支气管及中间段支气管的气道狭窄，以不同程度呼吸困难为主要临床表现，严重时甚至导致窒息死亡，由原发或转移性恶性肿瘤导致的中央气道狭窄称为恶性中央气道狭窄。由于病变部位解剖学限制、全身基础条件较差等原因，传统手术治疗并不适用于大多数恶性 CAO 患者。经支气管镜介入治疗能有效缓解患者症状，延长患者生存期，改善患者生活质量，随着介入呼吸病学技术的快速发展，其已成为恶性 CAO 诊疗的主要手段之一。为规范国内恶性 CAO 的介入治疗技术，提高诊疗水平，北京健康促进会呼吸及肿瘤介入诊疗联盟组织国内相关专家讨论制定了《恶性中心气道狭窄经支气管镜介入诊疗专家共识》。

共识介绍了恶性 CAO 的病因、常用介入治疗方法；从分类、分级、分区和定位等方面制定了恶性 CAO 评估策略；建议进行详细病史采集、体格检查，完善影像学检查、支气管镜、肺功能及血气分析来诊断、评估和辅助制定介入治疗方案、选择麻醉方式、预测可能并发症和判断患者预后；重点对经支气管镜介入治疗规范和原则进行了讨论。

肺癌是恶性 CAO 最常见的病因，相关研究表明在接受气管镜介入治疗的恶性 CAO 患者中，约 2/3 为肺癌。原发性气道肿瘤常见病理类型依次为鳞癌、腺样囊性癌、类癌、黏液表皮样癌及腺癌。转移性恶性肿瘤导致的 CAO 主要包括肺外恶性肿瘤局部压迫或侵犯（如食管、纵隔、甲状腺等肿瘤）及肺外肿瘤转移至中央气道（如上呼吸道肿瘤、消化道肿瘤、乳腺癌、肾细胞癌、转移性黑色素瘤及淋巴瘤）。

经支气管镜介入治疗恶性 CAO 的方法主要包括以下几点。

（1）消融技术：通过热或冷消融使肿瘤组织坏死、碳化甚至汽化，达到祛除病灶的目的，热消融技术主要包括微波、激光、高频电刀及 APC，冷消融技术主要指冻融和冻切。

（2）机械性切除：使用硬质支气管镜、光镜的前端直接切除肿瘤或部分肿瘤，或使用硬质支气管镜下较大的活检钳直接钳取肿瘤，以达到快速通畅气道的目的。

（3）气道扩张技术：主要包括高压球囊扩张、硬质支气管镜体的机械扩张和支架置入 3 种扩张气道的方法。

（4）其他：包括光动力治疗、腔内近距离放射治疗等。

二、评估和制定

1. 恶性 CAO 的评估方法

《共识》分别从分型、分级、分区和定位方面给出了恶性 CAO 的诊断和评估建议。

分型：根据肿瘤位置及其浸润和侵犯的部位分 4 型：①腔内型，肿瘤局限在管腔内；②腔外型，单纯因气管外肿瘤生长压迫致气管狭窄，且无腔内组织和管壁受损；③管壁型，沿管壁匍匐性生长，基底较宽，管壁较厚；④混合型，肿瘤有腔内生长，也有管壁、管外累及。

分级：依据管径狭窄程度（%）进行分级，管径的狭窄程度 = 狭窄管径 / 正常管径 ×100%。用数字代码 1 ～ 5 表示，依次对应气促评分（0 ～ 4 分）：狭窄程度 1 级≤ 25%（0 分）、2 级 26% ～ 50%（1 分）、

3 级 51% ～ 75%（2 分）、4 级 76% ～ 90%（3 分）、5 级 91% ～ 100%（4 分）。在狭窄程度分级评估中，1 级为轻度狭窄，可有轻度咳嗽等症状；2、3 级为中度狭窄，可有咳嗽、气短等症状；4、5 级为重度狭窄，可出现严重呼吸困难、三凹征、发绀甚至窒息死亡。当肿瘤堵塞或压迫引起气管狭窄程度＞ 75% 时，患者会出现明显的呼吸困难。

分区：采用王洪武教授提出的中央气道八分区法——主气管上 1/3 为Ⅰ区、主气管中 1/3 为Ⅱ区、主气管下 1/3 为Ⅲ区、隆突为Ⅳ区、右主支气管为Ⅴ区、右中间段支气管为Ⅵ区、左主支气管近 1/2 段为Ⅶ区、左主支气管远 1/2 段为Ⅷ区。气道病变部位分区和定位与肿瘤病理类型有一定相关性，一般认为，Ⅰ区最常见的肿瘤是鳞癌和甲状腺癌，Ⅱ区、Ⅲ区主要是鳞癌、腺样囊性癌和食管癌，Ⅳ区、Ⅴ区是鳞癌和腺样囊性癌，Ⅵ区是鳞癌和黏液表皮样癌，Ⅶ区是鳞癌、食管癌、腺样囊性癌和黏液表皮样癌，而Ⅷ区是腺癌、食管癌和黏液表皮样癌。

定位：恶性肿瘤可侵犯气管、支气管和肺，肿瘤部位不同，治疗方法和预后亦不同，需明确肿瘤侵犯一个部位还是多个部位。

最近王洪武教授又提出了气道肿瘤诊断六定的原则“854321”，在原来四定的基础上又增加了 2 个定：定性和定期。定性分为两类：原发和继发恶性肿瘤。定期即 TNM 分期，这对诊断和治疗也非常重要。

2. 恶性 CAO 的检查方法

恶性 CAO 临床表现和体征不具有特异性，因此易被误诊或漏诊。对可疑恶性 CAO 应高度重视，同时要排除引起喘息的其他疾病，如哮喘、结核及其他良性气道狭窄。在诊断时应进行详细病史采集和体格检查，对于出现刺激性干咳、进行性呼吸困难的患者，尤其是伴有恶性肿瘤病史的患者应高度警惕是否存在气道侵犯或转移。建议完善影像学检查、支气管镜、肺功能及血气分析等检查。

胸部影像学检查：在恶性 CAO 的诊断和评估中，普通胸部 X 线提供的有效信息较少；胸部 CT 是首选的影像学检查方法，能够较好地评估病变长度、狭窄程度及病变部位局部解剖学关系；磁共振成像也可以辅助评估支气管狭窄类型和程度，尤其是对外压性狭窄的判断更为准确。

支气管镜检查：支气管镜检查是诊断恶性 CAO 的重要方法。通过初步评估考虑为恶性 CAO 的患者，如无禁忌证，均应在采取相对安全的保护措施下进行支气管镜检查，以直接观察病变位置、大小及狭窄程度，同时可以通过吸引、灌洗、活检等进行定性诊断，明确病理是诊断恶性 CAO 的金标准。

肺功能检查：肺活量测定对于病情较轻的气道狭窄有诊断和评估价值，但严重气道狭窄无法进行该检查。容量曲线的测定可区分胸腔内和胸腔外中心气道固定或可变性狭窄，还可以辅助评价肺脏基础状况，制定麻醉方案等。

血气分析：血气分析是呼吸内镜介入治疗术前、术中和术后重要的监测指标，但血气分析不能用于判断气道狭窄的严重程度。

三、研究重点

选择合适的治疗方法，制定精准的介入治疗方案是考验介入呼吸医师临床能力的重点。在诊疗过程中，应当全面评估患者病情，包括患者一般情况、病情危急程度、预后情况以制定合适的介入治疗方案，保证手术顺利进行和患者安全。

1. 根据狭窄程度选择治疗方法

对于确诊或疑诊的恶性 CAO，如果位于中央气道、狭窄程度＞50%（3 ～ 5 级）、评估为高风险病灶或出现了临床症状，应结合病情考虑全身麻醉下行支气管镜介入治疗；如果位于叶 / 段支气管、狭窄程度＜ 50%（1 ～ 2 级）、评估为低风险病灶或无症状，可考虑选用局部麻醉 + 镇静或全身麻醉下进行支气管镜治疗。

2. 根据狭窄类型选择治疗方法

（1）对于累及气道的单纯性腔内型肿瘤，内镜下采用热、冷消融术清除或用硬质支气管镜鞘前端直接铲切即可。

（2）如果为混合性狭窄，内镜下可应用冷热消融术清除部分管腔内病灶，然后置入支架，最好用金属支架，如果支架扩张效果不好，可用球囊扩张支架。

（3）如果为单纯性外压性狭窄，可直接置入支架，如重度狭窄可行支气管镜下球囊扩张术，术后再置入支架。

（4）如果外压性狭窄伴气管壁侵犯，可置入覆膜支架，不仅可阻止肿瘤再生，而且可对抗肿块的压迫效应。

3. 根据症状缓急选择治疗方法

对气管支气管狭窄急症患者，应快速地联合应用介入方法解除气道狭窄，首选激光、高频电切、APC 或支架治疗；对非急症患者，可采取一些温和的办法，如冷冻、冻融冻切、微波、近距离放射和光动力治疗。

4. 气道支架的应用

支架置入术可起到持续扩张气道的作用。当高压球囊扩张、硬质支气管镜扩张及腔内病灶清理后仍达不到气道通畅效果时，可考虑放置支架。支架选择应考虑患者病情、病灶结构、术者经验、费用等多方面因素。中央气道八分区法对选择气道支架的形状有重要指导意义：Ⅰ区、Ⅵ区、Ⅷ区病变适合放置直筒形支架，而对隆突附近的Ⅱ区、Ⅲ区、Ⅳ区、Ⅴ区、Ⅶ区则适合放置分叉支架（L或Y形）。支架材质的选择也同样重要，但目前尚无循证医学证据证明恶性CAO选金属支架好还是硅酮支架好。

5. 麻醉方式的选择

局部麻醉：对于健康状况良好、气管轻度阻塞或单侧支气管阻塞病变，局部麻醉下可在短时间内完成手术。如果患者耐受性差，难以进行配合，可加用镇静剂。

全身麻醉：监控静脉麻醉设计腔内介入治疗手术方案时，首先要考虑如何保障气道通畅和氧合。对于有以下情况者，最好采取全身麻醉，并建立人工气道进行机械通气：①气管、隆突、左右主支气管严重狭窄，一侧支气管狭窄而对侧肺脏切除或肺功能明显障碍或肺不张等严重呼吸困难的患者；②患者全身一般情况差，心肺功能不全，手术风险大；③气道内出血或病变血供丰富，治疗中可能出现大出血的患者；④病变大、需要长时间手术、局部麻醉下难以耐受或不能完成手术者；⑤心理恐慌不能接受局部麻醉手术者。

四、专家解读

1. 介入治疗的目标和临床意义

对于大多数恶性CAO患者，经支气管镜介入治疗是一种姑息性的治疗方法，其主要目标是缓解狭窄以通畅气道、改善通气，为进一步的放疗、化疗提供机会。研究表明，硬质支气管镜治疗恶性CAO可改善肺功能、缓解呼吸困难、提高生活质量和生存率。AQuIRE 注册研究对部分介入治疗成功的患者进行了呼吸困难和生活质量评价，队列中 48% 的患者呼吸困难显著改善，42% 的患者生活质量显著改善，其中介入治疗前呼吸困难更严重的患者术后该症状改善效果更好。

在无症状的情况下，不建议仅根据影像学或支气管镜检查结果进行干预。对于不适用外科手术或拒绝外科手术的患者，可选择介入治疗。术前应对患者狭窄远端气管、支气管和肺组织功能进行评价，以确保手术的价值和意义，如果病变远端支气管和肺组织功能丧失且预计气道开放后仍无法恢复，应放弃介入治疗。

2. 介入治疗的安全性

为保证介入治疗安全性，术前应选用合理的治疗策略，不合理的诊疗方法不仅达不到好的效果，还可能引起严重并发症，导致患者因窒息或大出血死亡。所以把握介入治疗时机、根据病情选择单次或多次治疗都很重要。

介入治疗时机的选择主要取决于病情危急程度，应根据狭窄部位、程度，呼吸困难程度及一般情况判断病情危急程度。对于气管、隆突、左右主支气管严重狭窄，一侧支气管狭窄而对侧肺脏切除或肺功能明显障碍或肺不张等严重呼吸困难而随时危及生命的患者应选择急诊手术；而对于其他各种类型的轻、中度狭窄，不会在短期内危及生命的患者可择期手术。

根据病变大小与外周组织的关系及出血量不同选择单次或分次进行介入手术。较小病变或带蒂的较大病变均可一次切除干净并处理残端；病变较大、与周围组织分界不清、出血量较大者宜分次进行，从表及里分层处理，待坏死组织脱落、正常组织暴露或病变分解清晰后，再进行后续治疗。

尽管经支气管镜介入治疗手术成功率极高，但也存在着相关并发症，如缺氧、气胸、出血等。一项回顾性研究发现在554例支气管镜介入治疗患者中，总体并发症的发生率为19.8%，其中恶性疾病患者并发症发生率更高。一项涉及15家机构、947例患者、1115例手术的多中心研究结果表明，并发症发生率在医疗机构间存在差异。该研究中，30天死亡率为14.8%，大多数死亡与潜在恶性肿瘤的进展有关。与30天内死亡相关的危险因素包括肿瘤患者体能状态评分（zubrod performance status，ZPS）＞1，美国麻醉医师协会（American Society of Anesthesiologists，ASA）评分＞3，存在腔内或混合性梗阻和气道支架放置。

3. 展望

中国抗癌协会提出抗癌治疗的五字箴言“评、扶、控、护、生”，即准确评估病情，祛邪扶正、提高机体抵抗力，控制病情发展，保护重要器官功能，提高生存质量、延长患者生命。

对于恶性CAO患者，遵循六定法则，准确判断病情，合理有效地治疗可以显著改善患者症状，提高患者的生活质量，为后续进一步治疗争取时间和机会。经支气管镜介入治疗方法多种多样，临床医师应综合评估患者病情，先救命、后治病，把握治疗时机，权衡各种介入治疗手段的优缺点，同时兼顾各种治疗手段的可及性及熟练程度，制定安全有效的介入治疗方案。如何优化呼吸介入治疗策略仍是目前该领域研究的难点、重点和热点问题。

（罗懿　王洪武）

参考文献

[1] 北京健康促进会呼吸及肿瘤介入诊疗联盟 . 恶性中心气道狭窄经支气管镜介入诊疗专家共识 [J]. 中华肺部疾病杂志（电子版），2017，10（6）：647-654.

[2] ERNST A，FELLER-KOPMAN D，BECKER H D，et al.Central airway obstruction[J].Am J Respir Crit Care Med，2004，169（12）：1278-1297.

[3] CHEN C H，WU B R，CHENG W C，et al.Interventional pulmonology for patients with central airway obstruction：an 8-year institutional experience[J].Medicine，2017，96（2）：e5612.

[4] MARCHIONI A，LASAGNI A，BUSCA A，et al.Endobronchial metastasis：an epidemiologic and clinicopathologic study of 174 consecutive cases[J].Lung Cancer，2014，84（3）：222-228.

[5] BOLLIGER C T，MATHUR P N，BEAMIS J F，et al.ERS/ATS statement on interventional pulmonology.European Respiratory Society/American Thoracic Society[J].Eur Respir J，2002，19（2）：356-373.

[6] FELLER-KOPMAN D.Interventional pulmonology：there is no going back，only forward[J].Respirology，2020，25（9）：909-910.

[7] SHALLER B D，FILSOOF D，PINEDA J M，et al.Malignant central airway obstruction：what's new?[J].Semin Respir Crit Care Med，2022，43（4）：512-529.

[8] 李欣雨，代冰 . 中心气道狭窄的呼吸介入治疗策略 [J]. 中国实用内科杂志，2022，42（9）：717-721.

[9] MAHMOOD K，WAHIDI M M，THOMAS S，et al.Therapeutic bronchoscopy improves spirometry，quality of life，and survival in central airway obstruction[J].Respiration，2015，89（5）：404-413.

[10] OST D E，ERNST A，GROSU H B，et al.Therapeutic bronchoscopy for malignant central airway obstruction：success rates and impact on dyspnea and quality of life[J].Chest，2015，

147（5）：1282-1298.

[11] MUDAMBI L，MILLER R，EAPEN G A.Malignant central airway obstruction[J/OL].J Thorac Dis，2017，9（Suppl 10）：S1087-S1110.

[12] ERNST A，SIMOFF M，OST D，et al.Prospective risk-adjusted morbidity and mortality outcome analysis after therapeutic bronchoscopic procedures：results of a multi-institutional outcomes database[J].Chest，2008，134（3）：514-519.

[13] OST D E，ERNST A，GROSU H B，et al.Complications following therapeutic bronchoscopy for malignant central airway obstruction：results of the AQuIRE registry[J].Chest，2015，148（2）：450-471.

《经支气管冷冻活检技术临床应用专家共识》解读

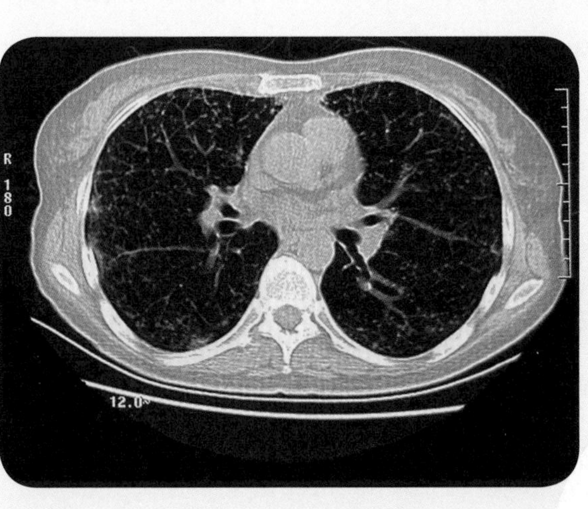

一、概述

经支气管冷冻活检是一种从远端细支气管获取肺组织冷冻样本的技术，其经支气管镜将冷冻探头尖端周围的组织冷冻凝固，通过冷冻的黏附力，将探头和探头周围冻结的组织整体拔出，从而获取靶组织，是一种较为新型的呼吸系统活检方式。经支气管冷冻活检分为支气管腔内冷冻活检（endobronchial cryobiopsy，EBCB）和经支气管冷冻肺活检（transbronchial cryobiopsy，TBCB）。与外科肺活检（surgical lung biopsy，SLB）相比，经支气管冷冻活检的优势在于提高诊断率、减少创伤、大样本和标本质量高、潜在并发症少及成本低，有利于病理分析与诊断。国内外对于经支气管冷冻技术在支气管腔内病变、间质性肺疾病（interstitial lung disease，ILD）、肺外周病灶、肺移植术后的监测等方面有着系统的应用及研究。2019 年《经支气管冷冻活检技术临床应用专家共识》的发表对规范该技术的应用、合理选择适应证、提高诊断效率及安全性起到了重要作用。该共识从适应证及禁忌证、操作、并发症及处理等方面对 TBCB 进行了全面、系统的论述。本文将着重从专业角度解读该共识的内容。

二、评估和制定

1. 适应证

（1）对于 EBCB，《共识》推荐活检钳活检（forceps biopsy，FB），在 FB 标本不理想时再考虑 EBCB。EBCB 的标本量、诊断效率高于

FB，轻中度出血的发生率较高，严重出血发生率没有显著增加，但考虑到操作要求等方面因素，优先建议对腔内可视病灶进行 FB。

（2）TBCB 可以应用于 ILD、外周肺结节的诊断及肺移植术后的排异监测。对于多学科讨论无法诊断的 ILD，TBCB 是外科肺活检的替代方法，TBCB 诊断不明再考虑 SLB。对高分辨率 CT（high resolution，HRCT）表现为典型普通型间质性肺炎者，建议不做 TBCB。

2. 禁忌证

《共识》推荐存在以下情况应避免进行冷冻活检：①严重的高血压及心律失常；②新近发生的心肌梗死或有不稳定心绞痛发作史；③严重心、肺、肝、肾功能障碍或全身情况极度衰竭；④严重的肺动脉高压；⑤严重的上腔静脉阻塞综合征；⑥凝血功能障碍、抗凝治疗（包括使用氯吡格雷等噻吩并吡啶类或其他新的抗血小板药物）、不能纠正的严重血小板减少症（血小板＜ 50×10^9/L），使用阿司匹林是相对的禁忌证；⑦肺功能受损严重患者（用力肺活量占预计值百分比＜ 50% 和肺一氧化碳弥散量占预计值百分比＜ 35% 为相对禁忌证）。

3. 操作要点

（1）麻醉、建立人工气道：《共识》建议应在全身麻醉或深度镇静下建立人工气道（硬质支气管镜或气管插管下）进行冷冻活检，人工气道的内径应满足支气管镜顺利进出及大出血时的紧急处置需要。硬质支气管镜下备用或预置封堵球囊，气管插管下需预置封堵球囊。

（2）取材部位的选择：对 ILD 行 TBCB 时，结合影像学在同侧肺的不同病变程度区域多点取材以提高诊断的阳性率，不可同时行双侧肺活检。建议有条件的单位在 X 线引导下进行 TBCB。

（3）冷冻探头大小的选择：根据病灶位置，选择合适大小的冷冻探头，如外周 1/3 带的病灶最好用 1.5 mm 以下的冷冻探头，内中 2/3 带的病灶可以选用 1.9 mm 的探头。

（4）冷冻时间：1.1 ～ 1.5 mm 探头从 5、6 秒开始，1.9 mm 探头从 4 秒开始，2.4 mm 探头从 3 秒开始，如果标本过小则再逐步增加时间以获得满意的标本。TBCB 需同时关注冷冻气源气体压力。更细的探针根据情况掌握冷冻时间。

（5）标本大小及数量：TBCB 标本直径为 5 mm 以上；获取 3 ～ 5 块的组织标本有利于 ILD 的病理分析。冻取的组织待化冻后可先行快速现场评价（rapid on-site evaluation，ROSE），如发现有异常细胞或物质，冻取 2 ～ 3 块组织亦可。

（6）标本处理：生理盐水解冻轻柔取下标本，避免暴力剥取组织，尽量减少组织标本的处理（将标本从探头中取出至石蜡包埋的整个过程）；进行病理切片时调整石蜡块的方向以获得最大化的组织切片面积。

4. 并发症及处理

《共识》认为冷冻活检最常见并发症为出血、气胸、纵隔气肿、皮下气肿、感染及基础疾病加重。对于预防出血并发症，推荐经气管插管或硬质支气管镜下进行 TBCB，并备好或预防性地放置封堵球囊等支气管内阻塞物，硬质支气管镜至少应插入至拟活检侧的主支气管。

三、研究重点

TBCB 是近十年发展起来的一种较为新型的肺部疾病活检方式，主要针对支气管镜下不可见的外周肺病变。对于冷冻活检禁忌证主要考虑气管镜相关禁忌证，大多数为相对禁忌证，在紧急情况下需权衡利弊，应与家属充分沟通并阐明其风险。

TBCB 现无统一操作标准，现根据安全性及有效性，多推荐在全身麻醉或深度镇静状态下，应用硬质支气管镜或在气管插管下进行活检，并且硬质支气管镜下尽量备用或预置封堵球囊，气管插管下需预置封堵球囊。

对 ILD 行 TBCB 时，结合影像学在同侧肺的不同病变程度、区域多点取材以提高诊断的阳性率，可同时行双侧肺活检。必要时冷冻前做肺部增强 CT，明确肺部病灶内的血管情况。位于胸膜下 1 cm 以内的病灶尽量不要做 TBCB，否则容易发生气胸。

最常见的并发症为出血，因此应在气管插管或硬质支气管镜下进行 TBCB，并备好或预防性地放置封堵球囊等支气管内阻塞物，硬质支气管镜至少应插入至拟活检侧的主支气管。

四、专家解读

TBCB 临床应用主要集中在弥漫性肺部疾病及移植后的监测，在外周病变的活检方面也有较大的优势。临床工作中应根据患者病情，选择合适的活检技术，保证安全有效地明确患者病情。

在临床操作方面，对于冷冻活检尽量采用硬质支气管镜，既可以保证患者通气，又可以在出血时进行止血操作。若无硬质支气管镜，可在气管插管下进行相关操作，亦可达到以上效果。冷冻探头选择有

1.1 mm、1.5 mm、1.9 mm 及 2.4 mm 等；探头越粗，冷冻效能越高，冷冻组织越大。但探头越细，越容易到达周边组织。如结合 ROSE，可在兼顾诊断率的情况下有效减少冷冻数量，从而降低气胸、出血的发生率。

TBCB 最常见并发症为气胸及出血，为避免以上情况应充分评估患者病情，完善相关术前检查。另外，还应注意对于出血高风险患者，操作过程中可预置球囊，在出血时可立即压迫止血，明显减轻出血并发症的危害。

综上所述，TBCB 具有创伤小、安全性较高、取材质量高等特点，是一种较为理想的肺部活检方式，适用于弥漫性肺部疾病、移植后的监测及外周病变等。操作过程应尽量在硬质支气管镜或气管插管下进行，必要时可预置球囊；同时操作过程中，注意出血及气胸等并发症的发生。

（李长安　王洪武）

参考文献

[1] GUO S，LI Q，JIANG J，et al.Chinese expert consensus on the standardized procedure and technique of transbronchial cryobiopsy[J].J Thorac Dis，2019，11（12）：4909-4917.

[2] 李时悦，郭述良，王广发．经支气管冷冻活检技术临床应用专家共识 [J]. 中华结核和呼吸杂志，2019，42（6）：8.

[3] GANGANAH O，GUO S L，CHINIAH M，et al.Efficacy and safety of cryobiopsy versus forceps biopsy for interstitial lung diseases and lung tumours：a systematic review and meta-analysis[J].Respirology，2016，21（5）：834-841.

[4] SHARP C，MCCABE M，ADAMALI H，et al.Use of transbronchial cryobiopsy in the

diagnosis of interstitial lung disease-a systematic review and cost analysis[J].QJM，2017，110（4）：207-214.

[5] YARMUS L，AKULIAN J，GILBERT C，et al.Cryoprobe transbronchial lung biopsy in patients after lung transplantation：a pilot safety study[J].Chest，2013，143（3）：621-626.

[6] SCHUHMANN M，BOSTANCI K，BUGALHO A，et al.Endobronchial ultrasound-guided cryobiopsies in peripheral pulmonary lesions：a feasibility study[J].Eur Respir J，2014，43（1）：233-239.

[7] RAVAIOLI S，BRAVACCINI S，TUMEDEI M M，et al.Easily detectable cytomorphological features to evaluate during ROSE for rapid lung cancer diagnosis：from cytology to histology[J].Oncotarget，2017，8（7）：11199-11205.

《支气管镜诊疗操作相关大出血的预防和救治专家共识》解读

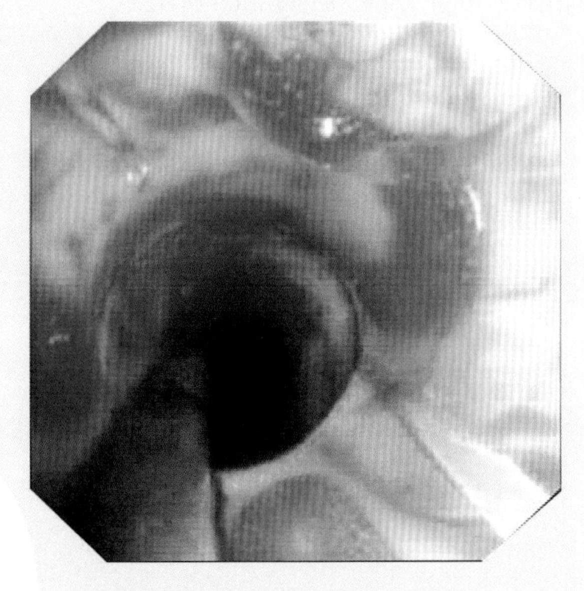

一、概述

由支气管镜诊断或治疗性操作引起的下呼吸道单次出血量≥100 mL的急性大量出血是支气管镜诊疗操作最严重的并发症。随着支气管镜介入治疗技术的广泛应用及开展，随之而来的支气管镜操作相关大出血发生率也不断升高，相关死亡率更高达10.8%。导致大出血最常见的操作依次为支气管镜下的常规活检、经支气管肺活检及支气管镜下的热烧灼治疗。因此，为尽量避免此致命并发症，首先应完善术前准备；充分、全面深入风险评估也至关重要，包括病史、查体、完善实验室及胸部增强CT等影像学检查，及时调整或停用抗凝、抗血小板药物；应准备预防和救治所需相关器械和药品，如供氧及吸痰装置，开口器、牙垫、可用于腔内操作的球囊、导丝，除颤仪等，药品准备如肾上腺素、去甲肾上腺素、冰盐水、凝血酶等；同时做好术中监护，必要时建立人工气道。其次，术中操作时应充分判断病灶区域的血供及其与周围血管之间关系，对血供丰富的病灶可首选创伤较小的方法，如针吸活检或更换其他部位；在治疗恶性气道阻塞时，若出血较多，可选择支架置入的方法治疗；使用高压球囊扩张治疗时应充分注意选择合适的球囊直径、长度、压力，避免扩张后大出血，亦可使用球囊止血。最后，术中一旦出现大出血，应立即提高氧浓度，保持气道开放，患侧卧位，紧急止血治疗，包括局部止血治疗、全身止血治疗；对于支气管循环系统来源的大出血，支气管动脉栓塞术是最有效的非手术治疗方法；支气管动脉栓塞术治疗可为后续治疗争取宝贵的时间和机会；对于肺动脉系统损伤导致的大出血患者，外科手术切除病损部位是唯一能够降低死亡率的方法。

二、评估和制定

近年来，我国呼吸内镜诊疗技术的快速发展和普及，随着接受呼吸内镜诊疗人数的日益增多及各种治疗技术的广泛开展，临床工作中支气管镜诊疗操作相关大出血的发生率亦随之增高，并成为支气管镜诊疗操作所致死亡的最主要原因。为提高临床从事支气管镜诊疗操作的医、技、护相关人员对这一问题的认识，增强对支气管镜诊疗操作相关并发症的预见和防范意识，规范支气管镜诊疗操作相关大出血的救治流程，中华医学会呼吸病学分会介入呼吸病学学组、中国支气管病及介入肺脏病学会组织国内相关领域的专家对我国支气管镜操作相关大出血的发生情况及临床救治现状进行了初步调查，在充分借鉴国内外相关研究成果和专家诊治经验的基础上，最终形成了本共识，并制定了如下策略。

1. 支气管镜诊疗操作相关大出血概述

明确了对于支气管镜诊疗操作大出血的定义。通过回顾我国 33 家大型综合性医院呼吸内镜中心 2001 年至 2013 年的病例，总结归纳出支气管镜诊疗操作相关大出血的病因及流行病学概况，指出恶性肿瘤、结核病、慢性炎症等是常见出血原发病。导致大出血的诊疗操作依次为常规组织活检、经支气管肺活检、支气管镜下热烧灼、支气管肺灌洗等。

2. 术前风险评估

对于气管镜操作手术患者，均应进行全面细致深入的术前评估。详细询问病史，全面查体，完善必要的实验室和胸部影像学检查。对于正在服用抗凝、抗血小板治疗药物的患者，应根据具体药物停药处理。

3. 预防和救治所需相关器械和药品的准备

明确指出应准备器械、药品及配制方法。

4. 术中监护

密切监测术中生命体征，持续供氧。必要时行人工通气。

5. 支气管镜诊疗操作时的注意事项

（1）通过术前胸部增强 CT 辨别病灶区域的血供及其与周围血管之间关系，镜下观察血供情况。

（2）对血供丰富的病灶避免常规活检，或行针吸活检术。

（3）对于恶性气道阻塞的腔内介入治疗，提供可选择的治疗方法，如电刀、激光等，出现大出血后推荐置入金属支架。

（4）支气管腔内高压球囊扩张治疗是一种相对比较安全的腔内介入治疗方法。同时指出球囊使用过程中应遵循的原则及常见问题。

6. 发生支气管镜诊疗操作相关大出血后的急救

明确提出抢救流程：①迅速提高吸氧浓度。②保持气道开放。③调整患者体位至患侧体位。④紧急止血治疗，分为 a. 局部止血治疗，包括局部止血药物灌注和机械性压迫止血；b. 全身药物止血，如垂体后叶素、促凝剂等。⑤对于支气管循环系统来源的大出血，支气管动脉栓塞术是最有效的非手术治疗方法，需把握支气管动脉栓塞术时机。⑥外科手术治疗，而对于肺动脉系统损伤导致的大出血患者，首选外科手术。

三、研究重点

对于支气管镜下大出血，以预防为主，术前风险评估是重点之一。《共识》指出，对于所有即将接受支气管镜操作的患者，均应在术前对其发生大出血的潜在风险进行评估，包括详细询问患者的病史，全面的体格检查，心、肺功能测定，必要的实验室和胸部影像学检查。对于拟行活检的患者，应完善血小板计数及凝血酶原时间测定。对于口服抗凝药患者应至少停药 5 天，口服抗血小板药物（单用小剂量阿司匹林除外）应至少停药 7 天。对于拟行镜下介入治疗的患者，应完善胸部增强 CT，评估病灶血供及血管位置。对于术前器械、药物及操作过程中的注意事项，本共识亦做了详尽的规范和解读。术中发生大出血的急救流程是本共识的重中之重，制定如下流程：①迅速提高吸氧浓度。②保持气道开放。③调整患者体位至患侧体位。④紧急止血治疗，分为 a. 局部止血治疗，包括局部止血药物灌注和机械性压迫止血；b. 全身药物止血，如垂体后叶素、促凝剂等。⑤对于支气管循环系统来源的大出血，支气管动脉栓塞术是最有效的非手术治疗方法，需把握支气管动脉栓塞术时机。⑥外科手术治疗，而对于肺动脉系统损伤导致的大出血患者，可选择外科手术切除局部病灶。

四、专家解读

1. 明确大出血定义

支气管镜诊疗操作相关大出血的定义：由支气管镜诊断或治疗性操

作引起的下呼吸道单次出血量≥ 100 mL 的急性大量出血，称为“支气管镜诊疗操作相关大出血”，是支气管镜诊疗操作最严重的并发症。

2. 出现大出血常见原发病

常见原发病有恶性肿瘤、结核病、慢性炎症等。导致大出血的诊疗操作依次为常规组织活检、经支气管肺活检、支气管镜下热烧灼、支气管肺灌洗、支气管镜下刷检、支气管镜下冷冻、球囊扩张等。

3. 术前风险评估

充分评估患者病史、用药史、实验室检验检查。对于口服抗凝药患者应至少停药 5 天，口服抗血小板药物（单用小剂量阿司匹林除外）应至少停药 7 天。

4. 预防和出血药物及器械准备

器械包括心电监测、供氧装置、吸引装置，药物如肾上腺素、去甲肾上腺素、冰盐水、凝血酶等。

5. 支气管镜下操作注意事项

术前充分评估病灶血供情况，尽量避免在血供丰富的病灶直接活检，可选择针吸活检或更换活检部位。恶性病变介入治疗时多使用热消融治疗，必要时可选择置入金属覆膜支架。球囊扩张治疗注意球囊压力、长度，避免撕裂引起出血，必要时可球囊压迫止血。

6. 发生镜下大出血抢救流程

（1）迅速提高吸氧浓度。

（2）保持气道开放。

（3）调整患者体位至患侧体位。

（4）紧急止血治疗，分为①局部止血治疗，包括局部止血药物灌注和机械性压迫止血；②全身药物止血，如垂体后叶素、促凝剂等。

（5）对于支气管循环系统来源的大出血，支气管动脉栓塞术是最有效的非手术治疗方法，需把握支气管动脉栓塞术时机。

（6）外科手术治疗，而对于肺动脉系统损伤导致的大出血患者，外科手术往往是能够降低死亡率的有效治疗方法。

（李媛　王洪武）

参考文献

[1] JIN F，MU D，CHU D，et a1.Severe complications of bronchoscopy[J].Respiration，2008，76（4）：429-433.

[2] 中华医学会呼吸病学分会 . 支气管镜诊疗操作相关大出血的预防和救治专家共识 [J]. 中华结核和呼吸杂志，2016，39（8）：588-591.

[3] 王赛斌，涂军伟，宋勇 . 经支气管镜介入诱导出血的预防及治疗进展 [J]. 中国医师杂志，2019（3）：478-481.

[4] CORREIA S，DIONÍSIO J，DURO DA COSTA J J.Modifled technique of endobronchial balloon tamponade for persistent hemoptysis[J]，J Bronchology Interv Pulmonol，2014，21（4）：361-365.

[5] 刘鑫，杨敏玲，高龙，等. 支气管动脉栓塞预防支气管镜热消融治疗中央型肺癌术中出血 [J]. 中国介入影像与治疗学，2020（6）：343-346.

[6] KIRAL H，EVMAN S，TEZEL C，et a1.Pulmonary resection in the treatment of life-threatening hemoptysis[J].Ann Thorac Cardiovasc Surg，2015，21（2）：125-131.

[7] ZHANG Y，CHEN C，JIANG G N.Surgery of massive hemoptysis in pulmonary

tuberculosis：immediate and long-term outcomes[J].J Thorac Cardiovase Surg，2014，148（2）：651-656.

[8] 彭德虎，谢艺开，卢笑微，等.患者止凝血功能对支气管镜诊疗导致出血的影响[J].国际医药卫生导报，2020，11：1530-1534.

[9] DU RAND I A，BARBER P V，GOLDRING J，et a1.Summary of the British Thoracic Society guidelines for advanced diagnostic and therapeutic flexible bronchoscopy in adults[J].Thorax，2011，66（11）：1014-1015.

[10] DU RAND I A，BLAIKLEY J，BOOTON R，et a1.British Thoracic Society guideline for diagnostic flexible bronehoseopy in adults：accredited by NICE[J].Thorax，2013，68 Suppl 1：il-i44.

[11] 朱为禄，黎光强，胡华胜，等.纤维支气管镜检查出血并发症的临床回顾与分析[J].现代医院，2018（4）：590-592，595.

《胸部肿瘤经皮穿刺活检中国专家共识（2020版）》解读

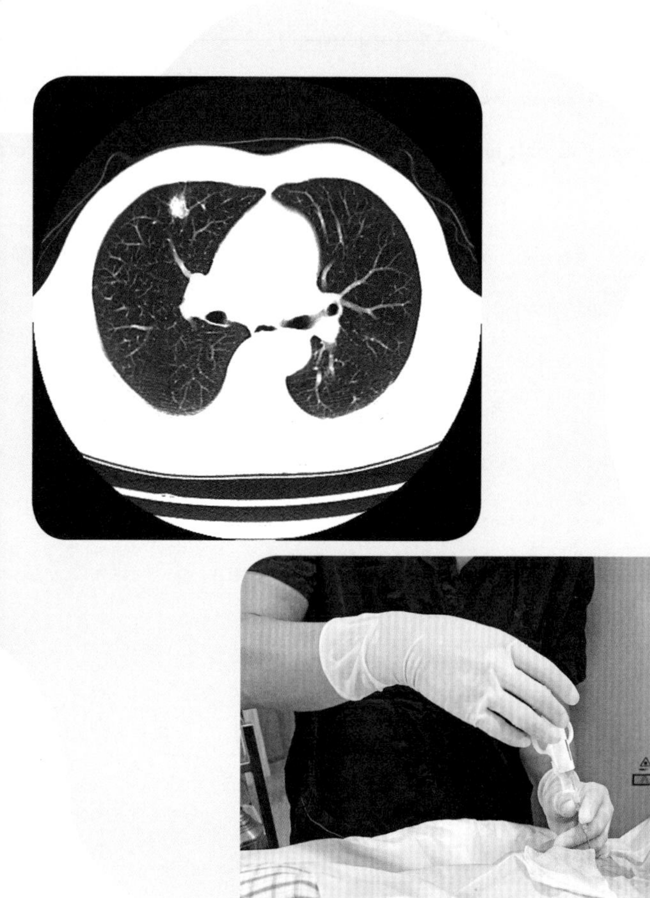

一、概述

活检应用于胸部疾病的诊断已有百余年历史。根据取材方法不同，胸部肿瘤活检分为经支气管镜活检、经皮穿刺活检、经胸腔镜活检和开胸肺活检。近年研究结果表明，经支气管镜活检对中央型病灶诊断的灵敏度可达 80%，对周围型肺癌诊断的灵敏度仅 60% 左右；而胸部穿刺活检诊断肺癌的总灵敏度可高达 90%。胸部经皮穿刺活检（percutaneous transthoracic needle biopsy，PTNB）是在影像设备引导下完成的活检操作，随着影像技术设备的不断更新，经皮穿刺活检的临床应用范围不断拓展，从最早的病理诊断扩大到组织亚型分类、基因诊断，临床需求日益增多。为提高我国专业技术人员对胸部肿瘤经皮穿刺活检的认识，规范其操作流程，加强围手术期管理显得尤为重要。由中国抗癌协会肿瘤介入学专业委员会发起，启动了《胸部肿瘤经皮穿刺活检中国专家共识》工作。在充分借鉴《BTS 指南》和《肺癌小样本取材相关问题的中国专家共识》的基础上更新证据，于 2018 年 6 月 19 日在《中华医学杂志》发表了《胸部肿瘤经皮穿刺活检中国专家共识》。后于 2020 年更新，更新后的主要内容包括：共识的制定、概述、影像引导方式、适应证与禁忌证、手术人员配置、技术操作、肺小结节与磨玻璃影（ground-glass opacity，GGO）穿刺活检、日间 / 门诊活检、并发症及处理、特殊人群管理、临床诊断价值。

二、评估和制定

（一）共识的制定

1. 共识范围

2. 文献检索策略

（1）纳入标准：与肺部结节或肿物在X线、CT、超声及MRI引导下胸部经皮穿刺活检相关的论著、系统综述、Meta分析、共识或指南，或经皮穿刺活检与其他取材方法（如支气管镜）的比较。

（2）排除标准：①非胸部经皮穿刺活检研究；②非英语或汉语发表的论文；③在母语为非英语国家期刊上发表的研究，且无法获得全文；④会议壁报、会议摘要、讲座。

3. 共识的修定与更新

（二）概述

经皮穿刺活检在肺、胸壁、肺门和纵隔肿瘤的诊断、分期和治疗方案制定中起着至关重要的作用。经皮穿刺活检可分为细针抽吸活检（fine-needle aspiration biopsy，FNA）和粗针活检（core needle biopsy，CNB）两大类。

（三）影像引导方式

胸部肿瘤经皮穿刺活检的影像引导方式包括X线透视、C形臂、锥体束CT、CT或CT透视、超声及MRI。其中X线透视是传统引导方式，逐渐被CT引导所代替；C形臂、锥体束CT的优势在于辐射量低，可模拟实时引导，但其图像密度分辨率不如常规CT；CT因具有很高的空间分辨率和密度分辨率，应用广泛，已成为 PTNB 优先选择和最常用的引导方式；MRI 具有多平面成像能力和较高的组织分辨率，且无辐射，使用呼吸门控技术可以在较短的扫描时间内采集图像，接近实时成像，在明确胸部血管和引导纵隔、肺门及胸壁肿物活检中有独特优势，但术中相关耗材及设备需磁兼容处理，成本费用较高，操作耗时较长；超声则通常用于邻近胸壁的浅表病灶活检。

（四）适应证与禁忌证

1. 适应证

（1）需明确性质的孤立结节或肿块、多发结节或肿块、肺实变等。

（2）支气管镜、痰细胞学检查、痰培养无法明确的局灶性肺实变。

（3）怀疑恶性的磨玻璃结节。

（4）已知恶性病变但需明确组织学类型或分子病理学类型（再程活检）。

（5）疾病进展或复发后局部组织学或分子病理学类型再评估（再程活检）。

（6）其他如支气管镜活检失败或阴性的肺门肿块、未确诊的纵隔肿块、怀疑恶性的纵隔淋巴结等。

2. 禁忌证

（1）绝对禁忌证：不可纠正的凝血功能障碍。

（2）相对禁忌证：严重肺动脉高压；解剖学或功能上的肺隔离症；穿刺路径上有明显的感染性病变；肺大疱、慢性阻塞性肺疾病、肺气肿、肺纤维化；机械通气（呼吸机）患者或儿童全身麻醉状，活检需有麻醉医师配合；影像学上考虑肺包虫病有可能增加过敏风险为相对禁忌证。

（五）手术人员配置

1. 所需设备

开展肺经皮穿刺活检的手术室需具有常规消毒设施、供氧系统、吸痰设备，配备心电监护、急救车等设备。PTNB 应由经验丰富的术者操作或在其指导下完成。

2. 涉及人员

（1）医师：接受过系统训练，有风险意识，具备临床抢救能力。

（2）护士：经验丰富，能够做好术前、术中配合。

（3）技师：技术操作熟练，能够配合医护人员做好配合工作如 CT 扫描、定位。

（4）细胞病理学家：在场可提高诊断准确率。

（5）麻醉医师：患者配合手术困难时，可考虑请麻醉医师进行麻醉干预。

（六）技术操作

详见本文研究重点章节。

（七）肺小结节与 GGO 穿刺活检

详见本文研究重点章节。

（八）日间 / 门诊活检

术前评估认为穿刺活检风险较低的患者，可以考虑在日间或门诊完成活检。

（九）并发症及处理

胸部肿瘤经皮穿刺活检最常见的并发症是气胸、出血、胸膜反应等，系统性空气栓塞、心包填塞和肿瘤针道种植等相对罕见。

（十）特殊人群管理

对高龄和（或）有伴随疾病的患者，建议在基础疾病稳定控制的前提下进行活检操作。需格外重视术前评估，包括既往病史和用药情况。医师、护士等人员应在术中、术后监护和其他围手术期管理中密切配合，尽可能降低术后并发症发生风险。

（十一）临床诊断价值

（1）PTNB在胸部恶性疾病（肺周围性病灶、肺门淋巴结、肺门肿物和纵隔肿物）诊断中具有很高的准确性。FNA对恶性疾病的诊断准确率为64%～97%；对良性疾病的诊断局限性大，准确率为10%～50%；对肿瘤精准分型也有其局限性。CNB对恶性疾病的诊断准确率与FNA类似（74%～95%），但对良性疾病的诊断准确率高于FNA。

（2）对于活检阴性患者，高度怀疑恶性的可行再次活检；未行再次活检者建议定期进行影像学复查；随访过程中病情进展者，建议再次活检或手术。

（3）再程活检（二次活检）：二次活检即患者根据一次活检的结果，明确诊断后接受相应治疗，由于疾病进展需要再次对患者的病变组织或血液样本进行活检，用以监测疾病进展、阐释耐药机制，为靶向药物治疗失败或耐药的患者制定后续治疗方案提供参考依据。再程活检可以根据患者的实际情况选择淋巴结、肝脏、骨等转移灶进行。

三、研究重点

（一）技术操作

1. 术前评估

术前需行胸部增强 CT 扫描检查明确病灶部位、形态、大小，与周围脏器、血管和神经的关系，设计穿刺路径。对于增强 CT 检查存在困难的患者（如造影剂过敏），可考虑采用增强 MRI 检查。所有患者术前推荐进行血常规、凝血功能检查、感染筛查（乙型病毒性肝炎、丙型病毒性肝炎、梅毒、艾滋病等）、心电图、血生化、血型检查等实验室检查，特殊人群建议做血栓弹力图。对于合并基础肺疾病的患者（慢性阻塞性肺疾病、肺气肿等），推荐肺功能检测，以评估其氧合能力和肺功能储备能力。

2. 制订活检计划

术前必须再次仔细查阅患者影像学资料，并根据病灶大小、部位、解剖学关系、影像引导方式及医师工作经验制定活检方案。存在相对禁忌证或病情特殊的情况下，建议多学科专家参与讨论。穿刺路径原则上应在避开重要脏器和肋骨、肩胛骨等骨性结构的前提下，避开肺大疱、大血管、气管和叶裂，尽可能使病变与胸膜穿刺点间的距离最短，尽可能减少经过正常肺组织的距离。

3. 签署知情同意书

术前应充分向患者、患者的近亲属或其委托代理人说明手术的目的、方法、益处、医疗风险和替代医疗方案，并取得其书面同意。

4. **术前准备**

术前建议给予患者心理疏导和宣教，以减轻患者焦虑紧张情绪；训练患者平静呼吸及术中呼吸配合；术前应常规建立静脉通路，并给予心电监护。

5. **麻醉与镇静**

常规选择局部麻醉。静脉镇静和基础麻醉不作为常规推荐。

6. **术中操作**

（1）根据 CT 或其他影像设备定位扫描选择穿刺点。

（2）局部麻醉：常规消毒铺无菌巾，用 1% ～ 2% 利多卡因溶液逐层浸润麻醉。

（3）穿刺及获取标本：在 CT 引导下采用分步进针法，根据 CT 定位，先将穿刺针穿刺至壁层胸膜外进行局部麻醉，再将穿刺针置于肺组织内，扫描确认。如进针路径正确，则可将穿刺针直接穿刺到病灶。需根据病灶的性质来选择活检取材的部位，病灶体积较大时，应避开中央缺血坏死区域；空洞性病变应在实性组织部位取材。

（4）同轴技术：应用同轴技术一次穿刺即可多次活检取材，创伤较小。

7. **术中术后检测**

技术操作全程应监测患者的生命体征和血氧饱和度。CT 引导下穿刺活检术后，建议即刻行全胸部 CT 扫描，观察有无气胸、出血、系统性空气栓塞等并发症，必要时进行处理。术后 24 小时内完成胸片检查，病情变化者及时复查胸片或胸部 CT 检查。

（二）GGO 与磨玻璃结节（ground-glassnodules，GGNs）

1. 概述

（1）GGO：CT 扫描表现为薄雾状密度增高的肺部阴影，其内可见支气管和肺血管纹理。根据内部成分均一程度不同，可分为单纯性 GGO 和混合性 GGO。

（2）肺结节：CT 扫描表现为边界清晰或不清晰的圆形密度增高影，直径一般不超过 3 cm，包括无实性成分的 GGNs、部分实性结节和实性结节。

2. 适应证与禁忌证

（1）适应证：筛查发现的实性肺小结节直径≥ 15 mm，增强 CT 扫描和（或）联合 PET/CT 检查，高度怀疑恶性；筛查发现的部分实性结节，实性成分≥ 8 mm，增强 CT 扫描和（或）联合 PET/CT 检查高度怀疑恶性；筛查发现的无实性成分新发结节，直径≥ 20 mm；新发结节随访过程中不断增大，直径≥ 20 mm。

（2）禁忌证：同常规肺穿刺活检。

3. 穿刺活检诊断准确率

CT 引导下穿刺活检直径≤ 1 cm 的肺结节诊断准确率为 86.5% ～ 89.1%；直径≤ 2 cm 的肺结节诊断准确率为 86.5% ～ 92.5%。对于更小的结节（≤ 8 mm），CT 引导下细针穿刺活检准确率有所降低（81.4%）。术中出现肺实质出血是诊断准确率降低的风险因素；与粗针活检比较，细针抽吸活检诊断准确率有所降低。

四、专家解读

（一）术前评估

（1）术前的增强 CT，尤其是薄层（1 mm）的增强 CT 扫描对于病灶的性质、病灶内血管、进针路线中涉及的病灶周边重要脏器、周边血管都有重要的意义。除了观察肺内的血管，也要注意肋间血管等肺外血管的影响。因为目前的胶片提供的影像资料多为 5 ~ 10 mm 一层，所以笔者不建议应用外院的增强 CT 指导路线设计。如果可能，应该尽量完善本院薄层增强 CT 检查。术中的同步增强扫描可以协助进一步判断取材部位周边的血管情况，但受条件所致，目前尚不能广泛开展。

（2）术前患者的评估：术前对于患者血液检查及心肺肝肾等重要脏器的评估已经在临床规范应用。这里重点要提醒的是，对于患者的评估结果最好可以分级（参考附件一），以便更好地交代病情及风险，同时要注意评估患者是否可以配合穿刺中需要的一些特殊体位。

（二）制订活检计划

在制订活检计划中，要注意考虑患者增强 CT 的体位与穿刺时计划的体位之间的区别，对于肋骨、肩胛骨的影响，有时候可以通过体位的改变、上肢的位置及呼吸的调整规避掉，设计路线时尽量不要考虑利用头尾侧角度的调整避过肋骨，以免增大穿刺中的操作难度。

（三）术前准备

除了术前训练患者平静呼吸及术中呼吸配合，还要依据活检计划，注意患者术前的体位训练，尤其是俯卧位及侧卧位的体位保持。如果采用俯卧位，术前 4 小时不建议患者进食，避免因腹部压力导致体位保持稳定困难。术前建立静脉通路，如果没有禁忌证，笔者建议考虑糖尿病患者开通静脉通路，可以缓解紧张情绪，并且在出现胸膜反应时有一定的治疗作用。

（四）麻醉

麻醉不过胸膜是基本原则，熟悉使用的麻醉针的长度是基本要求，麻醉时要注意以下几个细节。

（1）一定要围绕穿刺点皮下麻醉，皮丘不可以导致穿刺点偏移，尤其是在穿刺 1 cm 左右的小病灶时或较深的（距离胸膜超过 3 cm）病灶时。

（2）麻醉进针时要注意部分患者皮肤组织松弛或脂肪组织受压，导致皮肤与胸膜的距离会短于 CT 下测量的路线距离。

（3）胸膜区域的充分麻醉对于减轻穿刺的疼痛非常重要。

（4）如果皮肤肌肉组织层厚，超过了麻醉针长度时，可以利用同轴针充分麻醉。

（五）操作

1. 术前 CT 扫描

一定要在术前完善全肺的扫描，用于确定穿刺基线，同时便于操作后评估是否有并发症的出现。

2. 术中的 CT 扫描

建议选取局部扫描，局部要求完全覆盖病灶，最好上下浮动 1 cm。局部扫描可以用来评估进针角度、深度，优点是较反复的全肺扫描快捷并可减少患者在放射线下的暴露；穿刺操作前的两次连续局部扫描还可以用来评估患者的呼吸平稳度。

3. 注意取材深度

避免活检针穿过病灶，可以利用针夹或垫片调整活检针探出同轴的距离；原则上取材前，应复查 CT 确认，避免盲目取材，如果是全自动活检针，一定要注意观察头尾侧是否存在角度及取材路线上下层的组织结构；穿取小结节时要注意同轴针必须锚定结节，同轴针的使用可以减少针道转移，但要注意更换活检针或同轴针时及时封闭套管，避免空气栓塞。

（六）术后

术后的 CT 扫描是观察并发症的重要步骤，首先重点观察血管系统是否存在空气栓子，尤其是在穿刺过程中或取材时损伤了血管的情况下。对于气胸这种较为常见的情况，可以依据气胸量的多少对症处理，如果气胸量较少，可以间隔 5 分钟复查 CT，评估气胸量有无增加、是否需要穿刺引流。另外治疗结束后，要依据患者术前停用的各种抗凝、抗血小板及抗血管生成药物，及时恢复患者的用药。

（安鹏　王洪武）

[1] RIVERA M P，MEHTA A C，WAHIDI M M.Establishing the diagnosis of lung cancer：diagnosis and management of lung cacer，3rd ed：American College of Chest Physicians

evidence-basedclinical practice guidelines[J].Chest，2013，143（5 Suppl）：e142S-e165S.

[2] 中华医学会呼吸病学分会，中国肺癌防治联盟．肺癌小样本取材相关问题的中国专家共识 [J]. 中华内科杂志，2016，55（5）：406-413.

[3] 中国抗癌协会肿瘤介入学专业委员会，中国抗癌协会肿瘤介入学专业委员会青委会．胸部肿瘤经皮穿刺活检中国专家共识 [J]. 中华医学杂志，2018.98（23）：1822-1831.

[4] 中国抗癌协会肿瘤介入学专业委员会，中国抗癌协会肿瘤介入学专业委员会胸部肿瘤诊疗专家委员会．胸部肿瘤经皮穿刺活检中国专家共识（2020 版）[J]. 中华医学杂志，2021，101（3）：185-198.

[5] LAURENT F，MONTAUDON M，LATRABE V，et al.Percutaneous biopsy in lung cancer[J].Eur J Radiol，2003，45（1）：60-68.

[6] ZHAN P，ZHU Q Q，MIU Y Y，et al.Comparison between endobronchial ultrasound-guided transbronchial biopsy and Ct-guided transthoracic lung biopsy for the diagnosis of peripheral lung cancer：a systematic review andmeta-analysis[J].Transl Lung Cancer Res，2017，6（1）：23-34.

[7] RICHARDSON C M，POINTON K S，MANHIREA R，et al.Percutaneous lung biopsies：a survey of UK practice based on 5444 biopsies[J].Br J Radiol，2002，75（897）：731-735.

[8] OHTA Y，SHIMIZU Y，KOBAYASHI T，et al.Pathologic and biological assessment of lung tumors showing ground-glass opacity[J].Ann Thorac Surg，2006，81（4）：1194-1197.

[9] WOOD D E，KAZEROONI E A，BAUM S L，et al.Lung cancer screening，version 3.2018，NCCN clinical practice guidelines in oncology[J].J Natl Compr Canc Netw，2018，16（4）：412-441.

[10] PORTELA DE OLIVEIRA E，SOUZA C A，INACIO J R，et al.Imaging-guided percutaneous biopsy of nodules ≤ 1cm：study of diagnostic performance and risk factors associated with biopsy failure[J].J Thorac Imaging，2020，35（2）：123-128.

[11] CHOI J W，PARK C M，GOO J M，et al.C-arm cone-beam CT-guided percutaneous transthoracic needle biopsy of small（≤ 20 mm） lung nodules：diagnostic accuracy and complications in 161 patients[J].AJR Am J Roentgenol，2012，199（3）：W322-W330.

[12] SURESH S，SALAMA G R，RAMJIT A，et al.CT-guided fine-needle aspiration biopsy of pulmonary nodules 8 mm or less has a higher diagnostic accuracy than positron emission tomography-CT[J].J Vasc Interv Radiol，2018，29（4）：520-523.

[13] ANDRADE J R，ROCHA R D，FALSARELLA P M，et al.CT-guided percutaneous core needle biopsy of pulmonary nodules smaller than 2 cm：technical aspects and factors influencing accuracy[J].J Bras Pneumol，2018，44（4）：307-314.

附件：

北京中医药大学东直门医院
CT 引导下穿刺活检风险管理分级表

姓名 ________性别 ____年龄 ____________科室 ________病历号 ______

临床诊断：　　　　　　　　　　活检目的：

拟 CT 引导下穿刺活检部位：

患者一般情况：

危险因素 / 危险分级	低危□	中危□	高危□
年龄	＜ 60 岁□	≥ 60 岁□	
预估可配合度	好□	一般□	差□
血常规			
血小板	≥ 100×10^9/L □	（50 ～ 100）×10^9/L □	≤ 50×10^9/L □
白细胞	≤ 10×10^3/L □	（10 ～ 20）×10^3/L □	≥ 20×10^3/L □
血色素	≥ 120 g/L □	70 ～ 120 g/L □	≤ 70 g/L □
凝血功能			
凝血酶原时间（PT）	正常□	延长 1 ～ 3 秒□	延长 3 秒以上□
部分凝血活酶原时间（APTT）	正常□	延长 1 ～ 3 秒□	延长 3 秒以上□
服用：抗凝药物	否□	是□	停药　　天
溶栓药	否□	是□	停药　　天
抗血管生成药	否□	是□	停药　　天

危险因素 / 危险分级	低危□	中危□	高危□
其他重要脏器合并症	无 □	高血压 □ 心脏病 □ COPD/ 哮喘□ 肺动脉高压□ 肝硬化□ 糖尿病□ 严重感染□ 血友病□	血型： ABO RH （99.66% 为阳性） 其他
女性月经期	否□		是□

穿刺难度分级：

穿刺难度分级	部位	病灶特征
简单□	四肢肿物、胸腹壁肿物等浅表部位肿物	肿物较大
中等□	浅表部位肿物，胸、腹腔等深部肿物	肿物较小或紧邻大血管，非邻近或包绕重要脏器、血管等
复杂□	深部肿物	邻近或包绕重要脏器、血管等

穿刺风险级别：

穿刺难度 / 患者危险因素分级	低危	中危	高危
简单	A	A	D
中等	B	C	E
复杂	C	D	E

注：A ～ E 代表由轻至重不同级别的风险级别。

穿刺活检风险管理原则：

穿刺风险级别	处理原则
A	住院医师及以上（≥ 50 例经验）医师参与穿刺
B	主治医师（≥ 100 例经验）及以上参与穿刺
C	副主任医师（≥ 200 例经验）以上参与穿刺
D	与临床医师、患者及时沟通，谨慎选择穿刺活检，或在危险因素纠正后择期由经验丰富（≥ 500 例经验）医师穿刺
E	与临床医师、患者及时沟通，不建议穿刺活检，宜采用其他诊断方法

注：如手术日患者风险等级发生变化，我科则根据患者当时情况进行调整或中止手术。

评估医师：

评估时间：　　年　　月　　日

《肺部多发磨玻璃结节中西医结合防治一体化专家共识》解读

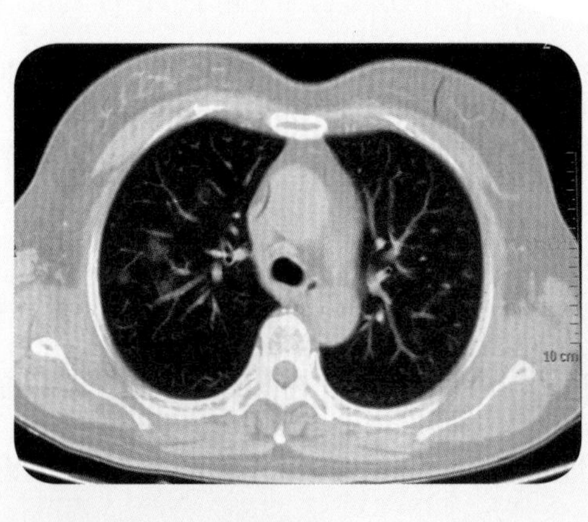

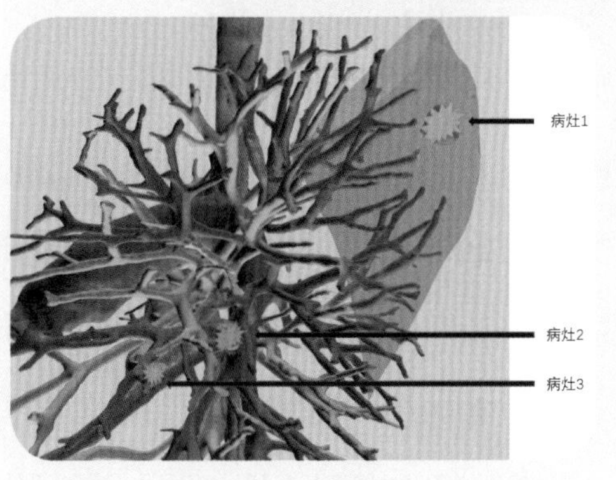

一、概述

基于肺部多发磨玻璃结节（ground-glass nodule，GGNs）明显上升的发病率，且目前国内外尚无相关专家共识指导临床实践，为解决手术切除主要病灶后约 1/5 的患者在术后 2 年出现第二原发肺癌，并且因肺功能受损而难以再次手术的棘手现状，上海市医师协会整合医学分会组织多学科专家，以期从中西医调控能量代谢的角度更新优化肺部多发 GGNs 的诊治预防一体化观念，形成本共识，重点阐述了肺部多发 GGNs 的流行病学和发病机制、评估方式和分型、中西医结合临床治疗的相关内容。

流行病学数据提示肺部多发 GGNs 在肺癌高危人群中的检出比例较高，为实现“健康中国 2030”规划要求，降低肺癌发病率，亟需针对此类患者建立新的诊治体系。肺部多发 GGNs 的危险因素包括遗传风险、环境因素、职业因素、饮食习惯、感染和其他疾病等，其恶变机制除了原癌基因、抑癌基因、血管生成、免疫调控及基因丢失等，重点提出线粒体能量代谢和肿瘤发生的密切关系。中医认为其基本病机为正虚邪实、因虚致实而发病。影像学评估重点将病理及影像特征相联系，并阐释影像特征形成原理，以 2019 年美国放射学院更新的 Lung-RADS1.1 为主要评估系统。实验室检查包含线粒体相关酶、细胞因子、免疫相关指标和肿瘤标志物 4 个方面。诊断主要靠肺经皮穿刺活检、经支气管肺活检，病理主要包含前驱病变及存在浸润的恶变，基因检测已成为诊断的重要组成部分。治疗是核心及难点，主要思路是基于线粒体能量代谢调节的系统性修复治疗联合手术或消融技术的综合治疗。线粒体能量代谢调节是此创新治疗体系的亮点，西药主要包括谷胱甘肽、硫辛酸、双歧杆菌和褪黑素。中医治疗则以健脾利湿、清热解毒、活血化瘀、软坚散结为主，中药治疗也是调变能量代谢和线粒体修复的治疗方式。除传统的胸腔镜手术外，因对肺功能的影响较小，越来越多的医院和机构选择消融治疗 GGNs 的高危结节或早期肺癌。另外，心理干预、健康生活方式也是治疗的重要组成部分。

最后强调了肺部多发 GGNs 早期诊疗中西医结合中心化建设的必要性，倡导了以疾病为中心的中西医结合中心化管理模式。

二、评估和制定

此《共识》核心内容是肺部多发 GGNs 的评估与治疗。

评估方式除了影像学，重点更新丰富了实验室检查。确诊手段强调了经皮与经气管镜肺活检两种方式，还提到了多种新技术的应用，包括应用较成熟的引导支气管镜技术、导航技术和新型成像技术如光学相干断层扫描和激光共聚焦显微内镜。

肺部多发 GGNs 是指 CT 显示 2 个及以上的边界清楚或不清楚的肺内密度增高影，但病变密度不足以掩盖其中走行的血管和支气管影。影像学评估需考虑每一个结节的大小、倍增时间和实性成分比例、密度、边缘和周围情况、空泡征、胸膜凹陷和牵拉情况。总体而言，直径越大越可能具有侵袭性，结节明显增大提示结节恶性概率升高，实性成分与结节整体大小的比值也是评估结节良恶性、淋巴结转移与否及胸膜侵犯与否的一项非常重要的影像学指标，多数研究结果对于纯 GGNs 良恶性鉴别的临界值多为 -530 Hu 或 -540 Hu。肿瘤浸润性的生长方式、不均衡性及破坏肺泡结构可相应形成毛刺征、分叶征、棘状突起、空泡征、胸膜凹陷和牵拉等情况。Lung-RADS1.1 是评估肺结节恶性程度的分类系统，以肺结节的种类、大小和生长状况作为评估标准，将肺结节分成 5 个类别（高危～低危）。其中 0 类、1 类和 2 类基本为良性结节；3 类的恶性概率为 1% ～ 2%，为低危结节；4 类中的 4A 类的恶性概率为 5% ～ 15%，为中危结节；4B 和 4X 类的恶性概率＞ 15%，为高危结节。实验室检查包含线粒体相关酶、细胞因子、免疫相关指标和肿瘤标志物 4 个方面。线粒体相关酶指超氧化物歧化酶、天门冬氨酸氨基转移酶、AST 线粒体同工酶、单胺氧化酶和谷胱甘肽还原酶。细胞因子包含 TNF-α、IL-1、IL-2、IL-5、IL-6、IL-8、IL-10、IL-17、IL-22、IL-23 等。免疫相关指标包括 T 细胞亚群、自然杀伤细胞、IgE。肿瘤标志物包括癌胚抗原、鳞状细胞癌抗原、非小细胞肺癌相关抗原细胞角蛋白 19 片段、神经元特异性烯醇化酶。综合临床信息，进行整体判断评估。

对于 GGNs 的病理判断，必要时需采取经皮或经气管镜方式取得肺组织进行活检，病理上包括增生、不典型增生、原位癌、微浸润及浸润 5 种情况。若为恶性，对肺癌标本进行基因改变的检测，对于确定潜在有效的靶向治疗具有重要意义。

治疗方面，提出基于线粒体能量代谢调节的系统性修复治疗联合手术或消融技术的创新思路。中西医结合治疗可全面提升线粒体 ATP 能量，为机体细胞提供足够的能量，使机体生理功能恢复正常，可以从根源上阻止肺结节的“炎－癌”转变，防止肺癌的再发生。手术需审慎对待，应是在符合肿瘤学原则的基础上尽可能地保留肺功能，而不推荐行全肺切除术。消融治疗逐渐成为传统手术外根治术的选择。作为局部治疗，这些均不能解决肺原位癌的再发生问题，使用重新激活修复线粒体功能的药物进行全身治疗是长治久安的关键。中医认为，肺部多发 GGNs 的病位在肺，与肺脾肾三脏的功能失调有关。中医药调变能量代谢的原则是填养肺肾精气、健脾化湿和解毒活血，为标本兼治之法，可以达到线粒体修复以逆转低至中危结节的功效。根据 GGNs 的不同分型，还可以采用分层治疗策略。心理干预和生活方式调整，也是治疗的重要组成部分。

三、研究重点

此《共识》研究重点在于基于目前的进展，从中西医调控能量代谢的角度更新优化肺部多发 GGNs 的诊治预防一体化观念，这是一整套治疗思路和具体实践办法的详细阐述。为达到“健康中国 2030”战略对于降低肺癌发生率的要求，针对肺癌高危人群的重要组成部分——肺部多发 GGNs 患者，如何充分发挥中西医结合的优势，落实到临床实践中，全方位、立体、全周期地进行对这部分人群的观察、评估和管理，是本共识的核心、重点和难点。

肺癌发生的机制研究涉及方方面面，在基因层面的探索使得靶向治疗改变了肺癌的治疗格局，对细胞免疫机制的探索使得免疫治疗成为重要的肺癌治疗方式。免疫相关微环境的研究已经非常充分，T 细胞亚群和细胞因子的检测已经从实验室走向临床。越来越多的证据表明线粒体能量代谢与肿瘤的发生密切相关，这个认识让我们探索到了更合适和更有提示意义的评估指标，揭示了机体的炎症水平，通过合理的干预，监测其变化还可以更好地评估患者微环境的情况。传统的肿瘤标志物结合免疫相关指标、细胞因子和线粒体相关酶进行综合判断，可一定程度上解决肿瘤与肿瘤标志物之间相关性而不是一一对应的问题。

对于机制的研究进展，除了可提高评估手段的敏感性、特异性，还直接提供了新的治疗思路。线粒体能量代谢的异常是促癌的重要机制，调变能量代谢和线粒体修复的治疗，就指向了肿瘤防治的新思路。中医治疗在调整人体内环境、改善免疫功能、降低炎症水平方面更有优势，是针对 GGNs 患者预防癌症、防复发、长生存期待等需求的重要解决办法。

传统胸外科手术在 GGNs 背景下逐渐无法适应患者的需求，虽然经过精细的术前评估和术式选择，尽可能地保存了患者的肺功能，但是包括氩氦刀、微波、射频等的消融技术，越来越受到患者的认可。消融技术在 GGNs 的临床推广还需要更多数据的支持。

GGNs 不是单一因素导致的疾病，是一个复杂的遗传因素和环境共同作用的结果。所以干预内容还需要考虑到方方面面的社会因素。心理干预和生活方式干预也是不能忽略的。本共识给出了非常详细的操作思路，在临床工作中，这也是广大患者非常关注的内容。

既然综合治疗是目前主要的治疗思路，那么为患者提供 GGNs 的中西医诊疗中心，从患者需求出发整合医疗资源，实现一站式诊断和治疗模式，是提高效率、服务患者的重要举措。

四、专家解读

肺部多发 GGNs 的随访观察必不可少，及早判断结节性质，是医师和患者共同的追求。除了本共识提及的评估方式，随着人工智能的迅猛发展，影像人工智能辅助判读系统已经走进临床。尤其是学习了大量中国患者数据的人工智能系统，对临床工作更加有指导意义。基因检测技术在 GGNs 的应用一直受限较多，主要原因是标本获取相对困难、标本量很难满足检测所需。所以液体活检技术的发展应用成为热点。目前液体活检技术包括循环肿瘤细胞、循环肿瘤 DNA、小分子核糖核酸、外泌体、肿瘤血小板等。限于价格、可及性、技术难度等因素，临床应用需要更有可操作性的、意义更明确的液体活检技术。在人工智能技术日臻成熟的当下，构建包含影像、液体活检等重要数据的模型，为临床医师和患者提供结节性质危险程度判断的数值，将极大地降低肺结节评估的困难程度。

在老龄化的背景下，随着社会的进步，越来越多的患者及家属追求生活质量。外科手术后的并发症、肺功能减退导致的生活水平下降、高龄、结节无法外科切除、基础病无法耐受手术等都是患者面临的现实问题。可以预见，在不远的未来，消融治疗技术将极大地改变肺部多发 GGNs 治疗的格局。

在评估数字化、精确化的基础上，大量的临床实践和随访观察及统计分析，总结证治规律和经验，中医治疗的基础成套方案也可以形成，极大地提高处方效率，为中西医结合建立全方位、立体的管理模式以增加助推力。

（边灵杰　王洪武）

参考文献

[1] HE Y T，ZHANG Y C，SHI G F，et al.Risk factors for pulmonary nodules in north China：a prospective cohort study[J].Lung Cancer，2018，120：122-129.

[2] 廖俊蕾，柳弥 . 健康体检人群胸部低剂量螺旋 CT 检出肺部结节及肺癌情况研究 [J]. 临床肺科杂志，2020，25（11）：1722-1724，1728.

[3] 赵俊松，崔利，何江波，等 . 上海 22351 例无症状体检者低剂量 CT 肺癌筛查及随访结果初步分析 [J]. 诊断学理论与实践，2019，18（2）：183-188.

[4] DENG Y，PENG L，LI N，et al.Tracheal，bronchus，and lung cancer burden and related risk factors in the United States and China[J].Am J Transl Res，2021，13（4）：1928-1951.

[5] 刘嘉湘 . 中医药维护癌症患者生存质量的作用 [J]. 中华肿瘤杂志，2002（3）：105-106.

[6] 顾军花，刘嘉湘 . 刘嘉湘教授“扶正治癌”理论核心及运用方法 [J]. 中国中西医结合杂志，2017，37（4）：495-499.

[7] WOOD D E.National comprehensive cancer network（NCCN）clinical practice guidelines for lung cancer screening[J].Thorac Surg Clin，2015，25（2）：185-197.

[8] CALLISTER M E，BALDWIN D R，AKRAM A R，et al.British Thoracic Society guidelines for the investigation and management of pulmonary nodules[J].Thorax，2015，70 Suppl 2：ii1-ii54.

[9] ZHANG Z，GAO S，MAO Y，et al.Surgical outcomes of synchronous multiple primary non-small cell lung cancers[J].Sci Rep，2016，6：23252.

《基于高分辨 CT 影像学指导≤2 cm 磨玻璃结节肺癌手术方式胸外科专家共识（2019 版）》解读

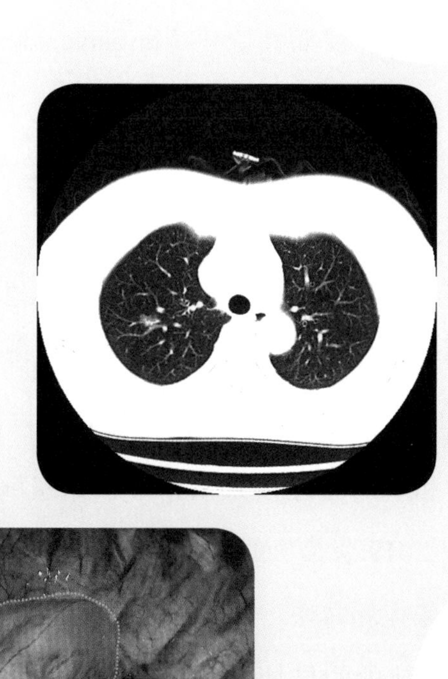

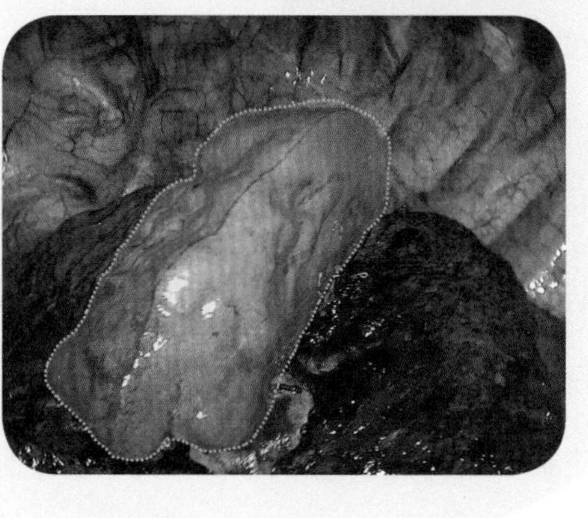

肺癌的发病率在全球范围内逐年增加，是死亡率最高的恶性肿瘤。近年来，随着低剂量计算机断层扫描（low-dose computed tomography，LDCT）的普及，越来越多的无症状 GGNs 被发现；随之而来，GGNs 的临床处理与决策成为困扰临床医师的问题。2018 年上海市肺科医院从肺腺癌新分类的角度提出了 GGNs 早期肺癌的诊疗共识，对原位腺癌（adenocarcinoma in situ，AIS）、微浸润腺癌（minimally invasive adenocarcinoma，MIA）、浸润性腺癌（invasive adenocarcinoma，IAC）和多原发 GGNs 制定了术前检查模式、手术指征、手术方式、术后治疗及随访方案，为外科同道提供了治疗参考；鉴于术前穿刺和术中快速冰冻病理与术后病理诊断可能会存在差异而影响手术方式，2020 年北京胸外科专家提出《基于高分辨 CT 影像学指导≤ 2cm 磨玻璃结节肺癌手术方式胸外科专家共识（2019 版）》，简称《共识（2019 版）》，力求从影像学和肺腺癌新分类相关性的角度制定≤ 2 cm 的 GGNs 的评估方法、治疗策略和术后管理模式以指导临床实践。本文着重从以下 5 方面解读《共识（2019 版）》的内容。

1. GGNs 的评估依据和方法

GGNs 指存在于肺内的局灶性密度增高影，但其密度又不足以掩盖经过的支气管和血管束；根据有无实性成分，可分为纯磨玻璃结节（pure ground-glass nodule，pGGN）和混合磨玻璃结节（mixed ground-glass nodule，mGGN）。临床中发现，病理学亚型对于制定肺腺癌的手术方式及后续治疗非常关键，但术前穿刺和术中冰冻病理均受取材的影响，有低估肺腺癌亚型的风险；另外，有研究报道，术中病理和术后病理诊断的一致率约为 84.4%。因此，术前穿刺和术中快速病理与术后病理诊断存在差异而影响了手术切除方式。目前高分辨 CT 作为 GGNs 诊断首要方法，与肺腺癌新分类的结合，找到了 GGNs 的 CT 特征与预测肺腺癌侵袭程度及病理学亚型的重要意义，有利于更合理和个性化地制定手术方案。《共识（2019 版）》中明确了 CT 检查参数：GGNs 肺窗（窗宽 1000 ～ 2000 Hu，窗位 －500 ～ 700 Hu），纵隔窗（窗宽 350 ～ 600 Hu，窗位 30 ～ 60 Hu），避免了分级诊疗中多次的 CT 影像检查；然后根据 CT 图像进行评估：实性成分比例（consolidation tumor ratio，CTR）：病灶最大层面，mGGN 中实性成分的比例 =（实性成分最大径 / 磨玻璃影成分最大径）×100%。肿瘤阴影消失率（tumor disappearance ratio，TDR）=（纵隔窗病灶长径 × 纵隔窗病灶宽径）/（肺窗病灶长径 × 肺窗病灶宽径）。通过测量肺窗最大径、实性成分所占比例及平均 CT 值等特征进行综合分析，在肺结节浸润预测方面有一定应用价值。

2. **术前评估**

《共识（2019 版）》中提出了 GGNs 和病理新分类的相关性：pGGN 一般对应的病理类型为非典型腺瘤样增生（atypical adenomatous hyperplasia，AAH）、AIS 或 MIA，极少数也可表现为 IAC；实性成分直径＜ 5 mm 的 mGGN 病理类型多为 MIA；若 mGGN 的实性成分直径＞ 5 mm，往往提示存在 IAC 可能。研究报道，纯 GGNs 和 GGNs% ≥ 75% 不具有侵袭性，不发生远处转移，术前仅行血液化验、心电图、胸部高分辨 CT、肺功能等常规检查即可，不仅为患者节省了住院时间和医疗花费，而且也节约医疗资源；但是 GGNs% < 75% 具有潜在侵袭性，可能会发生淋巴结转移或远处转移，建议术前行头颅 MRI、骨扫描和 PET/CT 等检查，排除远处转移可能。

3. 手术方式的评估

自 1995 年以来，肺叶切除术一直作为早期肺癌的标准治疗方式。但是，近年来回顾性研究报道，对于高度选择的早期肺癌患者，亚肺叶切除术的治疗效果不劣于肺叶切除术。然而，美国 SEER 数据库报道的 T ≤ 2 cm 的临床 I 期肺癌患者肺段切除术后 5 年 OS 率仍较低（74.4%）。杨振宇等分析认为，在既往报道中肺段切除术预后较差的主要原因可能是纳入患者手术年份早，有较多的病例为妥协性肺段切除；纳入的病例异质性高，且纳入的基本都是实性结节。

影像学上非浸润性肺癌定义为 CTR ≤ 25% 且直径≤ 2 cm 的结节，因此，《共识（2019 版）》提出，对于≤ 2 cm 的肺结节、CTR ≤ 25% 的肺癌，推荐行亚肺叶切除，CTR > 25% 的肺癌推荐行肺叶切除。手术切缘应符合基本肿瘤学原则，术中切缘距离肿瘤边缘> 2 cm 或>肿瘤最大径，如切缘不足，需行肺段或肺叶切除术。美国国家综合癌症网络（National Comprehensive Cancer Network，NCCN）指南指出，当结节位于外周且其直径≤ 2 cm，只要符合下述条件之一，就可以行亚肺叶切除：①病理表现为 AIS；②磨玻璃成分超过 50%；③倍增时间≥ 400 天。然而，肺结节随机分布于肺实质的不同位置。一项关于 CT 中结节位置的研究结果表明，病灶明显位于一个标准肺段内的情况只占 30% 左右，绝大部分病灶位于两个肺段之间。陈亮等对这种不位于标准肺段中央部位的结节称为肺段间结节；对这种肺段之间的结节，单一标准肺段切除手术在切缘方面往往不能得到有效保证。由此，亚肺叶切除衍生出楔形切除、肺段切除、扩大肺段切除和联合亚段切除等多种手术方式。《共识（2019 版）》也指出，靠近肺外周 1/3 的病灶，推荐行肺楔形切除；如果位于中外 1/3 的肺组织或肺段内，推荐行肺段切除 / 复合肺段切除 / 联合亚段切除，以保证足够切缘。有研究报道，以“病灶为中心，以肺亚段为解剖单元”的策略规划并实施手术，从单肺段切除逐步开展了肺段联合邻近亚段切除、单肺亚段切除和联合亚段切除等不同手术方式，力求在满足肿瘤学效果的前提下尽可能减少肺组织切除。

淋巴结有无转移是肺癌患者分期和预后的可靠指标；NCCN 推荐肺癌手术患者可接受系统性淋巴结清扫或采样术，术中至少切除 12 个淋巴结。美国癌症联合委员会（American Joint Committee on Cancer，AJCC）指南推荐至少采样 6 站淋巴结，其中需有 3 站纵隔淋巴结（包括第 7 组），3 站肺内淋巴结。如术中冰冻病理为 AIS 时，可不进行淋巴结清扫或采样；术中冰冻病理为其他类型非小细胞肺癌，推荐进行系统性淋巴结采样，保证术后 TNM 分期完整性。

《共识（2019 版）》也提到了年龄因素会影响到手术方式。对于心肺功能储备较差的高龄患者推荐亚肺叶切除作为首选；而对于心肺功能储备满意的高龄或青年患者，参照肿瘤大小及 CTR 选择手术方式。目前青年肺癌发病率呈现出逐年上升的趋势，在实现根治性前提下，最大限度保留肺功能、提高青年患者远期生活质量是外科医师关注所在。

4. 肺部多发 GGNs 的评估方式

1975 年，Martini 和 Melamed 首次提出了多原发肺结节的定义：具有不同组织学类型的多发肺结节和具有相同组织学类型但结节位于不同淋巴引流区域的不同肺段、肺叶及对侧肺的多发肺结节。2016 年，国际肺癌研究协会提出，对于多发 GGNs 或贴壁亚型肿瘤，最终的 T 分期应该由其结节中最高的 T 分期来决定，而且这些结节应该被视为多原发；多发 GGNs 患者术前应行 PET/CT 和（或）头颅 MRI 检查排除远处转移。《共识（2019 版）》指出手术原则：首先处理较大病灶或 GGNs% 较低病灶，同时兼顾较小病灶或 GGNs% 较高病灶。手术方案的选择应该基于肿瘤直径、位置、CT 表现，患者体力评分和心肺功能等，在肿瘤根治的前提下尽可能多地保留肺实质：①多个肺结节处于同一肺叶内，可行多处肺楔形切除、肺段切除或肺叶切除；②多个肺结节位于同一侧的多个肺叶内，应根据病灶的位置，个体化设计手术方式，可行多处肺段切除或楔形切除；③多个肺结节位于双侧肺内，根据身体状况决定同期或分期双侧肺切除；④分期手术间隔≥ 2 周。

5. 术后病理评估和随访

术前影像学表现与术后病理表现并不完全一致。如果术后病理有淋巴血管浸润、胸膜侵犯、气腔播散等复发高危因素存在，那么接受过亚肺叶切除的患者可再次进行肺叶切除术或术后接受辅助化疗；已接受肺叶切除者，术后进行辅助化疗。对于 AIS、MIA 及纯 GGNs 的 IAC 患者，其 5 年无复发生存率接近 100%，AIS 和 MIA 患者术后可每年复查 1 次胸部 CT 平扫，病理分期Ⅰ期和Ⅱ期患者每 6 个月复查胸部增强 CT，2 ～ 3 年后每年复查 1 次。

6. 结语

随着低剂量 CT 的广泛应用，临床发现了更多早期肺癌，《共识（2019 版）》首次提出将≤ 2 cm 的 GGNs 的 CT 特征评估和肺腺癌病理亚型预测结合，对制定更优化的手术方案、治疗策略和术后管理起到了重要意义。当然，《共识（2019 版）》也有局限性，其更侧重于 CTR 和 TDR，而未明确 GGNs 的 CT 值也扮演着重要角色。吴芳等认为病变的 CT 值按照 AAH、AIS、MIA、IAC 的顺序，总体呈现逐渐升高的趋势，且平均 CT 值与浸润程度呈正相关。这有待于以后的证据积累和研究深入，逐渐研发出更加完善、系统的共识。

（霍小森　王洪武）

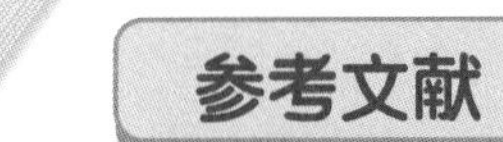

[1] SIEGEL R L，MILLER K D，FUCHS H E，et al.Cancer statistics，2021[J].CA Cancer J Clin，2021，71（1）：7-33.

[2] TRAVIS W D，BRAMBILLA E，NOGUCHI M，et al.International association for the study of lung cancer/American Thoracic Society/European Respiratory Society international multidisciplinary classification of lung adenocarcinoma[J].J Thorac Oncol，2011，6（2）：244-285.

[3] AUSTIN J H，MÜLLER N L，FRIEDMAN P J，et al.Glossary of terms for CT of the lungs：recommendations of the Nomenclature Committee of the Fleischner Society[J]. Radiology，1996，200（2）：327-331.

[4] COLLINS J，STERN E J.Ground-glass opacity at CT：the ABCs[J].AJR Am J Roentgenol，1997，169（2）：355-367.

[5] 张鹏举，李天然，陶雪敏，等.磨玻璃结节早期贴壁生长为主型浸润性肺腺癌与其他病理亚型的 CT 特征分析 [J]. 中华放射学杂志，2021，55（7）：739-744.

[6] LIU S，WANG R，ZHANG Y，et al.Precise diagnosis of intraoperative frozen section is an effective method to guide resection strategy for peripheral small-sized lung adenocarcinoma[J].J Clin Oncol，2016，34（4）：307-313.

[7] TAKAMOCHI K，NAGAI K，YOSHIDA J，et al.Pathologic N0 status in pulmonary adenocarcinoma is predictable by combining serum carcinoembryonic antigen level and computed tomographic findings[J].J Thorac Cardiovasc Surg，2001，122（2）：325-330.

[8] DAI J，YU G，YU J.Can CT imaging features of ground-glass opacity predict invasiveness?A meta-analysis[J].Thorac Cancer，2018，9（4）：452-458.

[9] 顾亚峰，李琼，刘士远.肺亚实性结节 CT 定量测量的研究进展 [J]. 中华放射学杂志，2017，51（4）：317-320.

[10] IKEHARA M，SAITO H，YAMADA K，et al.Prognosis of small adenocarcinoma of the lung based on thin-section computed tomography and pathological preparations[J].J Comput Assist Tomogr，2008，32（3）：426-431.

[11] OHDE Y，NAGAI K，YOSHIDA J，et al.The proportion of consolidation to ground-glass opacity on high resolution CT is a good predictor for distinguishing the population of non-invasive peripheral adenocarcinoma[J].Lung Cancer，2003，42（3）：303-310.

[12] SUZUKI K，KUSUMOTO M，WATANABE S，et al.Radiologic classification of small adenocarcinoma of the lung：radiologic-pathologic correlation and its prognostic impact[J].Ann Thorac Surg，2006，81（2）：413-419.

[13] HASHIZUME T，YAMADA K，OKAMOTO N，et al.Prognostic significance of thin-section CT scan findings in small-sized lung adenocarcinoma[J].Chest，2008，133（2）：441-447.

[14] CHO J Y，LEEM C S，KIM Y，et al.Solid part size is an important predictor of nodal metastasis in lung cancer with a subsolid tumor[J].BMC Pulm Med，2018，18（1）：151.

[15] GINSBERG R J，RUBINSTEIN L V.Randomized trial of lobectomy versus limited resection for T1 N0 non-small cell lung cancer.Lung Cancer Study Group[J].Ann Thorac Surg，1995，

60（3）：615-622.

[16] ZHAO Z R，SITU D R，LAU R，et al.Comparison of segmentectomy and lobectomy in stage Ⅰ A adenocarcinomas[J].J Thorac Oncol，2017，12（5）：890-896.

[17] ONAITIS M W， FURNARY A P，KOSINSKI A S，et al.Equivalent survival between lobectomy and segmentectomy for clinical stage Ⅰ A lung cancer[J].Ann Thorac Surg，2020，110（6）：1882-1891.

[18] DZIEDZIC R，ZUREK W，MARJANSKI T，et al.Stage Ⅰ non-small-cell lung cancer：long-term results of lobectomy versus sublobar resection from the Polish National Lung Cancer Registry[J].Eur J Cardiothorac Surg，2017，52（2）：363-369.

[19] 杨振宇，刘成武，梅建东，等.肺段切除治疗磨玻璃影为主早期肺癌的围术期及远期效果：单中心大样本回顾性研究 [J]. 中国胸心血管外科临床杂志，2021，28（12）：1420-1426.

[20] SUZUKI K，KOIKE T，ASAKAWA T，et al.A prospective radiological study of thin-section computed tomography to predict pathological noninvasiveness in peripheral clinical Ⅰ A lung cancer（Japan Clinical Oncology Group 0201）[J].J Thorac Oncol，2011，6（4）：751-756.

[21] ETTINGER D S，WOOD D E，AGGARWAL C，et al.NCCN guidelines insights：non-small cell lung cancer，version 1.2020[J].J Natl Compr Canc Netw，2019，17（12）：1464-1472.

[22] HORINOUCHI H，NOMORI H，NAKAYAMA T，et al.How many pathological T1N0M0 non-small cell lung cancers can be completely resected in one segment?Special reference to highresolution computed tomography findings[J].Surg Today，2011，41（8）：1062-1066.

[23] 陈亮，王俊，吴卫兵，等.胸腔镜精准肺段切除术技术流程和质量控制 [J]. 中国胸心血管外科临床杂志，2019，26（1）：21-28.

[24] 黄晶晶，陈志鹏，卞承禹，等.以肺亚段为解剖单元的肺结节手术策略及临床结果的单中心回顾性分析 [J]. 中国胸心血管外科临床杂志，2022，29（1）：36-43.

[25] 吴卫兵，夏阳，许晶，等.3D 导航胸腔镜联合肺亚段切除术治疗肺段间结节的对比研究 [J]. 南京医科大学学报（自然科学版），2018，38（10）：1424-1427.

[26] DARLING G E，ALLEN M S，DECKER P A，et al.Randomized trial of mediastinal lymph

node sampling versus complete lymphadenectomy during pulmonary resection in the patient with N0 or N1（less than hilar）nonsmall cell carcinoma：results of the American College of Surgery Oncology Group Z0030 Trial[J].J Thorac Cardiovasc Surg，2011，141（3）：662-670.

[27] DETTERBECK F C，POSTMUS P E，TANOUE L T.The stage classification of lung cancer：Diagnosis and management of lung cancer，3rd ed：American College of Chest Physicians evidence-based clinical practice guidelines[J].Chest，2013，143（5 Suppl）：e191S-e210S.

[28] MARTINI N，MELAMED M R.Multiple primary lung cancers[J].J Thorac Cardiovasc Surg，1975，70（4）：606-612.

[29] DETTERBECK F C，MAROM E M，ARENBERG D A，et al.The IASLC lung cancer staging project：background data and proposals for the application of TNM staging rules to lung cancer presenting as multiple nodules with ground glass or lepidic features or a pneumonic type of involvement in the forthcoming eighth edition of the TNM classification[J].J Thorac Oncol，2016，11（5）：666-680.

[30] YE T，DENG L，WANG S，et al.Lung adenocarcinomas manifesting as radiological part-solid nodules define a special clinical subtype[J].J Thorac Oncol，2019，14（4）：617-627.

[31] FU F，ZHANG Y，WEN Z，et al.Distinct prognostic factors in patients with stage Ⅰ non-small cell lung cancer with radiologic part-solid or solid lesions[J].J Thorac Oncol，2019，14（12）：2133-2142.

[32] MAO R，SHE Y，ZHU E，et al.A proposal for restaging of invasive lung adenocarcinoma manifesting as pure ground glass opacity[J].Ann Thorac Surg，2019，107（5）：1523-1531.

[33] 吴芳，蔡祖龙，田树平，等.最大径≤ 1 cm 的纯磨玻璃密度肺腺癌病理分类及 CT 征象特点分析 [J]. 中华放射学杂志，2016，50（4）：260-264.

[34] 牛荣，王跃涛，邵晓梁，等.18F- 脱氧葡萄糖 PET 联合 HRCT 的预测模型在实性成分比例≤ 0.5 的早期肺腺癌浸润性诊断中的应用 [J]. 中华放射学杂志，2020，54（12）：1173-1178.

《影像引导下热消融治疗原发性和转移性肺部肿瘤临床实践指南（2021年版）》解读

一、概述

2021 年全球肺癌统计报告显示，肺癌的发病率位居癌症第二，但由于肺是其他恶性肿瘤的第二常见转移部位，且胸部 CT 的精确化极大地提高了肺部肿瘤的早期发现率，导致其死亡率居癌症首位。无论是原发性还是转移性肺部肿瘤在过去的 20 年都经历了多元化的治疗。尽管手术切除仍是早期肺癌治疗方案的金标准，但随着合并症或其他原因致无法手术的患者数量增加，选择微创技术治疗的患者也越来越多。

影像引导下热消融（image-guided thermal ablation，IGTA）技术已经广泛应用于原发性和转移性肺部肿瘤的治疗，是利用热产生的生物学效应直接作用于肺中的 1 个或多个病灶，导致病灶组织中的肿瘤细胞发生不可逆损伤或凝固性坏死的一种精准微创治疗技术。

在 2014 年及 2017 年版《热消融治疗原发性和转移性肺部肿瘤专家共识》基础上，中国临床肿瘤学会肿瘤消融治疗专家委员会、中国医师协会肿瘤消融治疗技术专家组、中国抗癌协会肿瘤消融治疗专业委员会、中国医师协会介入医师分会肿瘤消融专业委员会，组织国内有关专家又讨论制定了《影像引导下热消融治疗原发性和转移性肺部肿瘤临床实践指南（2021 年版）》，简称《指南》。较前 2 版《共识》，2021 年版《指南》采用证据类别与推荐等级的方式，明确界定了证据的质量及推荐强度，更适用于《指南》的制定及解读。

《指南》主要分为几个方面阐述：①原发性和转移性肺部肿瘤流行病学情况；② IGTA 概念和常用技术特点；③ IGTA 治疗原发性和转移

性肺部肿瘤技术操作规程、适应证、禁忌证、疗效评价和相关并发症。

二、评估和制定

《指南》指出目前热消融在肺部肿瘤的应用主要包括射频消融（radiofrequency ablation，RFA）、微波消融（microwave ablation，MWA）、冷冻消融（cryoablation，CA）、激光消融和高强度聚焦超声消融等，其中 RFA、MWA 及冷冻消融运用较多。RFA 是治疗实体瘤应用时间最长的消融技术，其原理是将射频电极穿刺入肿瘤组织中，在 375 ～ 500 kHz 的高频交变电流作用下，肿瘤组织内的离子相互摩擦、碰撞而产生热生物学效应，局部温度可达 60 ～ 120 ℃，当组织被加热至 60 ℃以上时，可引起细胞凝固性坏死。RFA 的消融范围取决于局部产生的热量传导与循环血液及细胞外液间的热对流。MWA 原理是采用 915 MHz 或 2450 MHz 频率，在微波电磁场作用下，肿瘤组织内的水分子、蛋白质分子等极性分子产生极高速振动，造成分子之间的相互碰撞及摩擦，在短时间内产生 60 ～ 150 ℃的高温，致细胞凝固性坏死。冷冻消融技术包括氩氦冷冻消融和液氮冷冻消融系统。

《指南》在 IGTA 治疗肺部肿瘤适应证和禁忌证方面均有规范。IGTA 治疗肺部肿瘤分为治愈性消融和姑息性消融。治愈性消融多适用于不能耐受手术切除或体部立体定向放射治疗的原发性周围型非小细胞肺癌（non-small-cell lung carcinoma，NSCLC）及肺部转移瘤。姑息性消融多适用于肿瘤直径大、肺部病灶数目多，主要目的是最大限度缓解肿瘤引起的症状和改善生活质量，并尽可能延长患者生命。

肺部肿瘤IGTA的绝对禁忌证相对较少，但认为术前应严格监测患者的凝血功能及肺功能情况，酌情考虑心肺肝肾等功能是否耐受消融手术。《指南》建议抗凝治疗和（或）抗血小板药物（达比加群酯、利伐沙班等新型口服抗凝药物除外）应在术前5～7天停用。

《指南》详细制定了IGTA技术操作规程，包括①术前准备：复习病史+体格检查+影像资料、影像学检查+病理检查+血生化指标+主要脏器功能等检查评估患者热消融的适应证和禁忌证；②药品及监护设备准备；③患者准备：签署知情同意书，麻醉前、手术前准备及宣教；④麻醉与消毒；⑤消融操作，见图1。

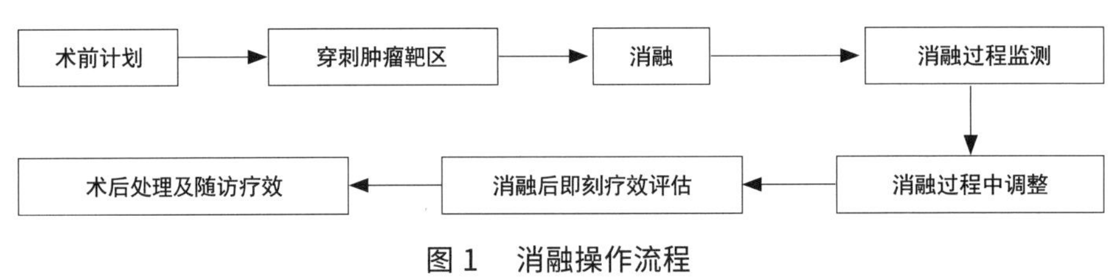

图1　消融操作流程

《指南》强调IGTA过程中需要监测心率、血压和血氧饱和度，同时要观察患者的呼吸、疼痛、咳嗽、咯血等情况，并CT监测消融电极（天线、探针或光纤）是否脱靶、是否需要调整消融电极（天线、探针或光纤）、是否达到了预定消融范围、是否有术中并发症（如出血、气胸）。

IGTA完成后需评估即刻疗效，观察是否出现并发症，包括气胸、咯血、胸痛等，需对症做出相应处理。还应在24～48小时后拍摄胸片或CT扫描，观察是否有并发症的发生（如无症状性气胸或胸腔积液）。

对于肺部肿瘤患者的随访，《指南》推荐消融后前3个月，每个月复查1次胸部增强CT。以后每3个月复查胸部增强CT和肿瘤标志物。

主要观察局部病灶是否完全消融，肺内有无新发病灶、肺外转移及并发症等。

最后《指南》总结了肺部肿瘤消融术常见的并发症及不良反应。并发症的发生根据发生时间不同，将其分为即刻并发症（消融后＜ 24 小时）、围手术期并发症（消融后 24 小时～ 30 天）及迟发并发症（消融后＞ 30 天）。

三、研究重点

1. IGTA 治疗方案的制定

热消融技术具有疗效明确、安全性高、适用面广泛的优势，在实际的临床经验中，由于人们对热消融的认知不足、医院设备不同、操作人员的水平不同等现实问题，导致现有的治疗规范还不够完善，疗效难以准确判断。

RFA、MWA 和冷冻消融技术都有其优缺点。消融技术的选择和使用应考虑靶肿瘤大小、位置、并发症风险及消融医师专业知识和（或）技术掌握的熟悉程度。对于直径≥ 3 cm 的肿瘤，三种消融方式均可获得良好治疗效果。RFA 电极适形性好，可以通过调节消融电极来保护邻近脏器，但是受血流和气流影响较大。对于直径＞ 3 cm，尤其是＞ 5 cm 的肿瘤，MWA 因其消融时间短、消融范围大，优于其他两种消融方式，且 MWA 受热沉降效应影响小，更加适合治疗邻近大血管的肿瘤，但消融量难以控制，会增加患肺门附近支气管瘘的风险。冷冻消融形成的“冰球”边界清晰，易于监测，可应用于邻近重要脏器的肺部肿瘤。另外冷冻消融较少引起局部疼痛，对于肿瘤距离胸膜≤ 1 cm 或有骨转移引起骨质破坏的肿瘤患者，冷冻消融有一定优势。但冷冻消融与 RFA、MWA 相比，肺出血的发生率和严重程度较高，存在术后咯血高风险，因此不推荐用于凝血功能差的患者。

2. 术后影像学表现及疗效评估

RECIST 以肿瘤最大径为标准。然而热消融治疗后坏死的肿瘤区域仍然存在，同时消融诱发局部炎症反应，CT 平扫常表现为肺实质周围模糊片状影，可能需要数月时间才吸收，此时增强 CT 扫描可根据病灶强化特征来评价，但热消融后病灶周围组织炎性充血出现的强化表现可能影响 CT 疗效评价。MRI 在其他实体肿瘤疗效评估方面较 CT 理想，但由于肺组织是含气体器官，MRI 在肺部肿瘤疗效的评估中有一定局限性。

热消融后由于消融区周围的出血、水肿、渗出、炎性细胞浸润，消融后靶区显著大于原肿瘤的肿瘤病变区，影像学表现持续 3 ～ 4 个月，因此传统的 RECIST 不适用于热消融后局部疗效的评价。消融后强化 CT 显示在消融后 1 ～ 3 个月内病灶增大，3 个月后病灶保持稳定或逐渐缩小。以后的 CT 随访过程中病灶区域有几种不同的演变模式：缩小纤维化；空洞；结节；消失；肺不张；增大（可能复发、进展或增生纤维化）等。临床对于消融术后患者的局部疗效评估是以消融后 4 ～ 6 周时的病灶为基线，以完全消融及不完全消融为标准判断其疗效。临床疗效评估在判断局部疗效的基础上，定期随访评估临床疗效。

《指南》建议安全性评价至少随访 6 个月；初步、中期及长期临床疗效评价至少分别随访 1 年、3 年、5 年；生存情况至少记录 1 年、2 年、3 年、5 年；对于姑息消融的患者要观察患者生存质量的改善情况、疼痛缓解情况、药物用量等。

3. IGTA 治疗并发症处理

热消融术在局部治疗手段中相对安全，但也有出现不良反应及并发症的可能，需要在术前了解清楚。最常见的并发症有气胸、胸腔积液、出血、空洞形成，大多数较为轻微。其中老年人、免疫力低下及已经接受过胸部放疗的患者，要注意出现肺部感染的可能性。

四、专家解读

如何把握 IGTA 治疗的适应证是临床较为关注的问题。目前 IGTA 治疗 NSCLC 的指征为：① NSCLC Ⅰ A 期有立体定向放射治疗禁忌证的患者；②医学上不能手术的 NSCLC Ⅰ A 期患者；③无法切除的局部复发 NSCLC 患者；④多发性肿瘤的 NSCLC 患者（活检证实或有肺癌病史）；⑤与酪氨酸激酶抑制剂相关，旨在控制手术或放疗后残留肿瘤体积的患者；⑥肿瘤复发的患者。有合并疾病的患者，是否适合根治性外科手术及如何评判显得至关重要。纵览近年研究，对于早期不可手术肺癌的定义不尽相同。其中一些研究将高龄、心肺功能较差作为不适合手术切除的标准。多数情况下 IGTA 是作为不能手术或其他治疗无效时的替代治疗。目前尚缺乏 IGTA 与手术、冷冻、立体定向放射治疗等方法的多中心、前瞻性、随机对照研究，因此，也无法判断孰优孰劣。

随着外科手术的发展，临床迫切需要新的、适合目前治疗理念的标准来指导临床决策，以避免超适应证的手术风险。有专家认为 IGTA 联合其他治疗优于单独 IGTA 治疗。Luby Sidoff 认为由于散热效应，毗邻大血管（＞4 mm）的结节运用热消融技术难以完全消融，结合放疗治疗效果更好。晚期肺癌，由于热消融可以改变其肿瘤局部微环境，若联合 EGFR-TKIs、系统化疗等，效果更好。多项研究认为热消融与免疫治疗具有协同作用，可以促进免疫治疗的抗肿瘤效果。然而多数研究均处于机制研究探索阶段，真正的临床研究数据仍然有限。故热消融联合其他标准治疗应用于晚期 NSCLC，同样面临争议和挑战。王洪武教授曾提出晚期肺癌多域整合治疗的理念，需集团军联合作战，包括海（血管介入）、陆（支气管镜）、空（经皮穿刺）、信息化部队（病理、基因和免疫）、太空部队（中医药）。

IGTA 作为局部治疗，同样面临术后复发的难题。热消融后复发可分为三种模式，即局部复发、区域复发和远处复发。如何保证既有效灭活肿瘤又能降低术后复发率，消融的范围显得极为重要。Tefrst 等对 54 例接受 RFA 治疗的 NSCLC 患者进行回顾性研究分析，结果表明 RFA 治疗后 1 年、2 年、3 年的局部复发率分别为 12%、18%、21%。另外，RFA 术后复发与肿瘤直径密切相关，多篇研究报道均认为肿瘤直径＜2 cm 的患者，RFA 术后复发率明显低于直径≥2 cm 的肿瘤患者。尽管 MWA 治疗术后复发率报道没有 RFA 广泛，但 MWA 在肺部肿瘤消融中越来越受欢迎和被接受。一项回顾性研究表明，MWA 治疗 NSCLC 1 年、3 年、5 年的局部复发率分别为 4%、36%、62%。MWA 治疗术后复发时间也与肿瘤直径有密切关联性，一项临床研究数据表明 MWA 治疗术后复发平均时间为 39.7 个月，肿瘤直径＞ 3cm 的患者复发中位时间为 17.3 个月，而直径＜ 3cm 的肿瘤复发中位时间长至 62.1 个月。

《指南》对于 IGTA 的临床应用给出了一般性的规范与建议，但 IGTA 的最佳适应证仍有待深入研究。目前，肺癌治疗处于“战国时代”，多种方法争相斗艳，有手术切除、靶向放疗、冷热消融治疗、局部间质放疗和化疗、光动力治疗、局部药物注射等，各种方法均有其优缺点，要考虑疗效、效价比、获益率、并发症等多种因素，才能使这些技术不断成熟和完善，为肺部肿瘤提供最佳的治疗方案。

（寇娜　王洪武）

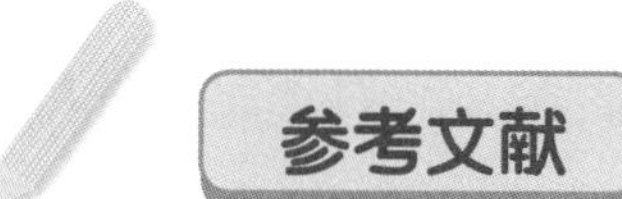

[1] POSTMUS P E，KERR K M，OUDKERK M，et al.Early and locally advanced non-small-cell lung cancer（NSCLC）：ESMO Clinical Practice Guidelines for diagnosis, treatment and follow-up[J].Ann Oncol，2017，28（suppl-4）：iv1-iv21.

[2] MOHAMMED T L，CHOWDHRY A，REDDY G P，et al.ACR Appropriateness Criteria® screening for pulmonary metastases[J].J Thorac Imaging，2011，26（1）：W1-W3.

[3] JONES C M，BRUNELLI A，CALLISTER M E，et al.Multimodality treatment of advanced non-small cell lung cancer：where are we with the evidence?[J].Curr Surg Rep，2018，6（2）：5.

[4] AGER B J，WELLS S M，GRUHL J D，et al.Stereotactic body radiotherapy versus percutaneous local tumor ablation for early-stage non-small cell lung cancer[J]. Lung Cancer，2019，138：6-12.

[5] KURILOVA I，GONZALEZ-AGUIRRE A，BEETS-TAN R G，et al.Microwave ablation

in the management of colorectal cancer pulmonary metastases[J].Cardiovasc Interv Radiol，2018，41（10）：1530-1544.

[6] DUPUY D E.Image-guided thermal ablation of lung malignancies[J].Radiology，2011，260（3）：633-655.

[7] DETTERBECK F C，CHANSKY K，GROOME P，et al.The IASLC lung cancer staging project：methodology and validation used in the development of proposals for revision of the stage classification of NSCLC in the forthcoming（eighth） edition of the TNM classification of lung cancer[J].J Thorac Oncol，2016，11（9）：1433-1446.

[8] THOMSON K R，KAVNOUDIAS H，NEAL R E，et al.Introduction to irreversible electroporation——principlesand techniques[J].Tech Vasc Interv Radiol，2015，18（3）：128-134.

[9] WAGSTAFF P G，BUIJS M，VAN DEN BOS W，et al.Irreversible electroporation：state of the art[J].OncoTargets Ther，2016，9：2437-2446.

[10] 中国临床肿瘤学会（CSCO）肿瘤消融治疗专家委员会，中国医师协会肿瘤消融治疗技术专家组，中国抗癌协会肿瘤消融治疗专业委员会，等.影像引导下热消融治疗原发性和转移性肺部肿瘤临床实践指南（2021年版）[J].中华内科杂志，2021（12）：1088-1105.

[11] AHMED M，SOLBIATI L，BRACE C L，et al.Imageguided tumor ablation：standardization of terminology and reporting criteria a 10year update[J].Radiology，2014，273（1）：241260.

[12] KNAVEL E M，BRACE C L.Tumor ablation：common modalities and general practices[J].Tech Vasc Interv Radiol，2013，16（4）：192200.

[13] BAILEY C W，SYDNOR M K.Current state of tumor ablation therapies[J].Dig Dis Sci，2019，64（4）：951958.

[14] 范卫君，叶欣.肿瘤微波消融治疗学[M].北京：人民卫生出版社，2012：2831.

[15] YE X，FAN W，WANG H，et al.Expert consensus workshopreport：guidelines for thermal ablation of primary and metastatic lung tumors（2018 edition）[J].J Cancer ResTher，2018，14（4）：730-744.

[16] LIU B D，YE X，FAN W J，et al.Expert consensus onimage-guided radiofrequency ablation of pulmonarytumors：2018 edition[J].Thorac Cancer，2018，9（9）：1194-1208.

[17] PÁEZ-CARPIO A，GÓMEZ F M，ISUS OLIVÉ G，et al.Image-guided percutaneous ablation for the treatment of lung malignancies：current state of the art[J].Insights Imaging，2021，12（1）：57.

[18] EIKEN P W，WELCH B T.Cryoablation of lung metastases：review of recent literature and ablation technique[J].Semin Intervent Radiol，2019，36（4）：319-325.

[19] FORNER A，AYUSO C，VARELA M，et al.Evaluation of tumorresponse after locoregional therapies in hepatocellularcarcinoma：are response evaluation criteria in solidtumors reliable?[J].Cancer，2009，115（3）：616-623.

[20] CHHEANG S，ABTIN F，GUTEIRREZ A，et al.Imaging features following thermal ablation of lung malignancies[J].Semin Intervent Radiol，2013，30（2）：157-168.

[21] 苟庆，周泽健，赵明芳，等.局部热消融在NSCLC中的临床应用现状与挑战[J].中国肺癌杂志，2020，23（2）：111-117.

[22] MOUSSA A M，ZIV E，SOLOMON S B，et al.Microwave ablation in primary lung malignancies[J].Semin Intervent Radiol，2019，36：326-333.

[23] GU X Y，JIANG Z，FANG W.Cryoablation combined with molecular target therapy improves the curative efect in patients with advanced non-small cell lung cancer[J].J Int Med Res，2011，39（5）：1736-1743.

[24] NARSULE C K，SRIDHAR P，NAIR D，et al.Percutaneous thermal ablation for stage IA non-small cell lung cancer：long-term follow-up[J].J Thorac Dis，2017，9（10）：4039-4045.

[25] SIDOFF L，DUPUY D E.Clinical experiences with microwave thermal ablation of lung malignancies[J].Int J Hyperthermia，2017，33（1）：25-33.

[26] SIMON C J，DUPUY D E，DIPETRILLO T A，et al.Pulmonary radiofrequency ablation：long-term safety and efcacy in 153 patients[J].Radiology，2007，243（1）：268-275.

[27] PALUSSIERE J，LAGARDE P，AUPÉRIN A，et al.Percutaneous lung thermal ablation of

non-surgical clinical N0 non-small cell lung cancer：results of eight years' experience in 87 patients from two centers[J].Cardiovasc Intervent Radiol，2015，38（1）：160-166.

[28] YANG X，YE X，ZHENG A，et al.Percutaneous microwave ablation of stage Ⅰ medically inoperable non-small cell lung cancer：clinical evaluation of 47 cases[J].J Surg Oncol，2015，110（6）：758-763.

[29] HEALEY T T，MARCH B T，BAIRD G，et al.Microwave ablation for lung neoplasms：a retrospective analysis of long-term results[J].J Vasc Interv Radiol，2017，28（2）：206-211.

[30] 王洪武，金发光 . 晚期非小细胞肺癌多域整合治疗策略 [J]. 中华肺部疾病杂志（电子版），2022，15（4）：457-461.

《影像学引导下肺结节冷冻消融专家共识（2022版）》解读

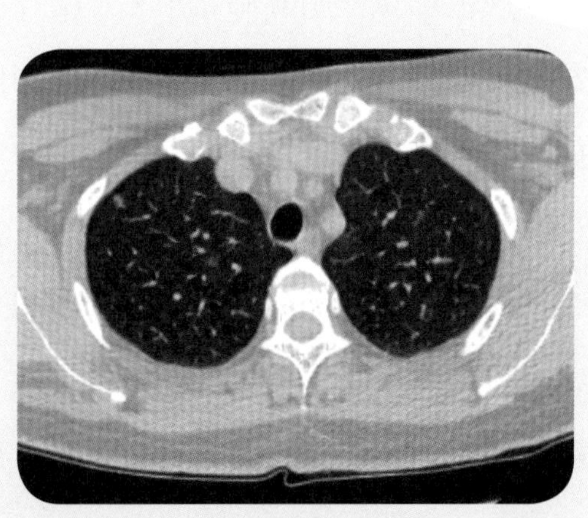

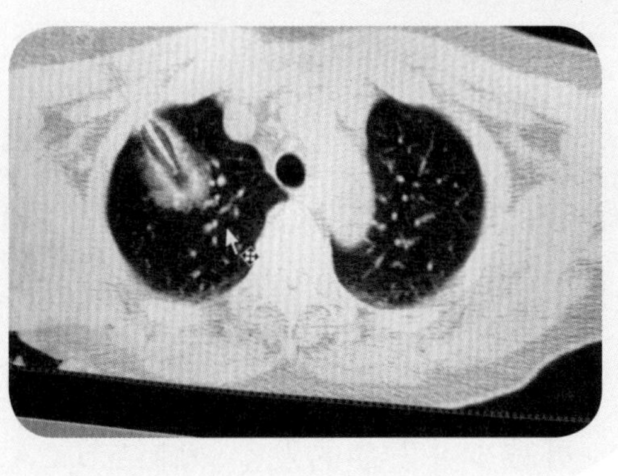

一、概述

近年来随着低剂量螺旋高分辨 CT 在常规体检中的普及，以及人工智能在影像阅片中的辅助运用，肺结节的人群检出率越来越高，恶性率为 10% ～ 20%。CT 引导下经皮冷冻消融（cryoablation，CA）治疗肺结节是可行、安全、有效的，与微波消融、射频消融等相比具有痛苦小、激发免疫效应等优势。为规范影像学引导肺结节 CA 治疗技术的操作，提升手术的有效性和安全性，亚洲冷冻治疗学会联合中国医药教育协会介入微创治疗专业委员会召集相关领域专家讨论制定了首版《影像学引导下肺结节冷冻消融专家共识（2022 版）》（以下简称《共识》），从肺结节定义及分类、CA 基本原理及设备、适应证与禁忌证、术前准备、手术操作步骤及方法、术后处理、并发症处理、疗效评估、影响疗效因素及肺结节 CA 后的综合个体化治疗 10 个方面对 CA 治疗肺结节进行了明确规范。

肺结节一般指影像学上最大径小于 3 cm 的病灶，可按照大小、性质进行分类。目前临床应用最广的 CA 设备为气媒冻融设备和液氮冻融设备，前者指氩氦气系统，液媒 CA 设备一般以液氮和酒精为冷热介质，其使用和运输成本更低，且可低压运行，安全可靠，便于普及。冷冻设备所配置的冷冻探针具有多种型号，直径一般为 1.3 ～ 3.5 mm，CA 术实施过程中一般选用细针穿刺，可减少并发症的发生。肺结节 CA 治疗常规在 CT 或 MRI 引导下进行，依据肺结节的大小、位置、形状等，选择合适的冷冻探针、功率、时间，确定进针点，制定进针路径和布针策略，以达到适形冻融目的，并减少并发症的发生。

CA是一种物理治疗手段，适应证广泛。临床治疗肺结节，排除无安全穿刺路径、全身状况差及未停用抗凝、抗血小板、抗血管生成药物等禁忌证后，并且符合不能耐受手术、术后局部复发、肺内多发病灶等手术指征，可在影像学引导下行CA治疗。术中、术后密切观察患者病情变化，及时发现出血、感染等并发症并及时处理，持续低流量吸氧，术后常规禁食6小时，使用止血药，针对患者病情可予抗生素1～3天。《共识》认为磨玻璃病灶消融术后复查疗效满意，无须进行化疗、靶向等全身治疗。CA疗效评估以影像学评价标准为主，根据WHO制定的RECIST改良的肺结节CA评价标准进行疗效评价，而CA疗效的影响因素主要有肿瘤结节本身因素、“热池效应”影响、操作技术等。

二、评估与制定

《共识》从CA治疗肺结节的适应证与禁忌证、术前准备、手术操作步骤及方法、术后处理、并发症处理及疗效评估等方面进行了明确规范。

《共识》明确指出了CA治疗肺结节的适应证、禁忌证。适应证主要为病灶直径≤3 cm，每次消融病灶数≤5个；无法耐受全身麻醉或外科手术，或病灶较多无法全部切除，或因病灶位置无法外科切除，或术后局部出现新发或复发者；患者体内有金属植入物，或病灶邻近神经、大血管等重要脏器，无法安全实施射频、微波等消融治疗；经治疗病灶稳定或缩小。禁忌证与其他外科手术相似，主要是患者全身状况差，如基础肺功能差、凝血功能异常、严重贫血或短期内无法停用抗凝、抗血小板或抗血管生成等药物，以及术前评估无安全穿刺路径。根据术前辅助检查结果，结合患者基础病情，符合手术的适应证，且排除禁忌证后，可进行 CA 治疗。

CA 术前除评估患者一般情况外，对于微小病灶需进行薄层扫描、多方位图像重建，以明确病变的范围，《共识》提出肺结节的病理诊断是非必需的，可在术前经胸壁或支气管穿刺获得病理学诊断，若高度怀疑肿瘤性病变，在患者（或其家属）知情同意的前提下，可行术中穿刺活检，以减少出血风险。此外，由于 CA 治疗具有消耗血小板的特点，故在术前患者需停用抗凝、抗血小板及抗血管生成药物至少 1 周以上，但不影响调整血糖、血压药物的使用。

《共识》对 CA 的操作过程做了详细的描述。术前常规行胸部 CT 扫描，对于微小结节建议采用 1.5 ～ 3 mm 薄层 CT 扫描以明确病灶位置，依据肺结节形态、大小和毗邻组织结构，确定使用冷冻探针的数量和型号，制定皮肤穿刺位点、穿刺路径，避开血管、气管、神经、膈肌等重要组织结构，降低并发症发生率。最大径≤ 1 cm 的病灶采用 1 根冷冻探针，最大径 1 ～ 3 cm 的病灶采用 2 ～ 3 根冷冻探针置于病灶边缘进行夹击冷冻。对于双下肺膈肌附近的病灶易受呼吸运动影响，于其平静呼吸或平静呼气末屏气时穿刺，故术前要对患者进行呼吸训练。

术后密切观察患者病情变化，《共识》提出术后制动，持续低流量吸氧，监测生命体征 6 小时以上，常规禁食 6 小时，使用止血药，根据患者病情予抗生素治疗。术后 6 ～ 24 小时行影像学复查，了解并发症的情况，尽早发现，及时处理。

《共识》认为 CA 治疗肺结节的临床疗效以影像学评价标准为主，

依据 RECIST 改良的评价标准。一般认为消融超过冰球边缘 10 mm 以上即为完全消融。完全消融征象为术后 1 ～ 3 个月 CA 区域变大，病灶经吸收及纤维化改变，逐步缩小为边界清楚无强化区或纤维条索。不完全消融或复发征象表现为病灶短期内坏死，但随病程延长，残留细胞增殖产生新生肿瘤组织。

三、研究重点

《共识》着重规范了 CA 术操作步骤及方法、并发症处理。

手术操作步骤与方法方面，《共识》主要从患者体位、术前定位、冷冻探针穿刺、CA 联合活检等角度对 CA 治疗肺结节进行了明确规范。根据病灶位置及患者情况规划穿刺路径，选择合理的体位。术中对患者生命体征实时监测，持续低流量吸氧，保留静脉通路。行胸部 CT 扫描以术前定位，依据 CT 显示的肺部结节的形态、大小、毗邻组织结构，确定冷冻探针的数量、型号和皮肤穿刺位点、穿刺路径。麻醉方式多采用 1% 利多卡因注射液 5 ～ 20 mL 进行局部麻醉。冷冻探针体外测试运行正常，在影像监测下步进穿刺，根据术前规划将冷冻探针分布于病灶内部或周围，尽量避免重复穿刺造成组织损伤，冷冻探针到达病灶后行影像学检查确认。由于冷冻探针可造成机械性损伤，导致局部出血，形成片状磨玻璃密度影，影响病灶观察，建议在冷冻针到达病灶前进行 CT 扫描，确认进针角度无误后再穿刺到位。确认冷冻针到位后，快速冷冻 12 ～ 15 分钟，快速复温 2 ～ 5 分钟，进行 2 次冷热循环，实时调整冷冻功率，达到适形消融，且不损伤毗邻正常组织结构。当冰球边缘超过病灶 10 mm 以上，加热，拔出冷冻针，局部压迫止血，再次行影像学检查，了解有无并发症的发生。《共识》建议待冰球融化后进行活检，认为术中及术后活检对组织病理诊断的影响较小，CA 联合穿刺活检，特别是磨玻璃病灶活检，还可减少出血和肿瘤种植转移的概率。

CA 是一种物理治疗方法，可出现出血、发热、感染、疼痛、皮肤损伤及冷休克等并发症，术者应具有识别并发症、危重症及独立处理能力：①出血：肺脏血供丰富，多次调针可造成出血，临床可见咯血、血胸等表现，少量出血可无明显症状。咯血时，辅助患者取患侧卧位并轻咳，避免误吸；血胸多为损伤了较粗的动脉，可行介入栓塞治疗。②发热：术后可因肿瘤坏死、CA 出血吸收、感染等导致发热，一般为低热（37.5 ～ 38.5 ℃），需关注实验室检查结果和监测体温，对症处理。③感染：对于伴有严重肺基础疾病的患者，肺部感染的概率增加，预防措施为术前 1 天应用抗生素至术后 3 天，多发病灶分次消融及术前控烟，改善肺功能。出现感染后需根据实验室培养结果，及时调整用药，如发生肺脓肿、胸腔脓肿等严重感染要及时置管引流并反复冲洗。④疼痛：氩氦刀 CA 治疗时冰球形成过程中，局部区域张力增高，刺激脏器被膜，可造成局部轻度胀痛不适，术中或术后出血刺激同样可引起轻 – 中度疼痛，可予非甾体类止痛药物控制。⑤皮肤损伤：病灶较为表浅、冷冻范围过大侵及皮肤或探针针杆结霜，可导致皮肤冻伤。术后保护创口，常规换药，预防感染。⑥冷休克：罕见，对一些体质弱、临近大血管的病灶进行冷冻治疗时，通过温毯等提高患者体温以预防。处理措施为及时复温、补液、应用多巴胺等升压药物。

四、专家解读

CA 治疗肺结节的操作中主要涉及冷冻探针型号、数量的选择，布针策略、进针路径的制定和功率、时间的调整，以达到适形消融，减少并发症的发生。《共识》指出对于≤ 1 cm 的病灶采用单针中心穿透病灶；对于＞ 1 cm 且≤ 3 cm 的病灶采用双针或三针夹击病灶。由于肺内结节体积较小，病灶周围气体可形成“保温箱”效应，对于大多数病灶进行 1 次冷冻循环（冷冻 12 分钟后复温 3 分钟）后病灶周边晕征形成，2 次循环可增加消融范围，根据影像下的消融范围来确定冷冻时间；当结节病灶包绕或邻近大血管（直径≥ 3 mm）时，为避免“热池效应”造成肿瘤残留，可于平行于血管的位置增加冷冻探针并适当延长冷冻时间、增加冻融循环次数（一般不超过 3 次），以提高冻融疗效。从冷冻设备的特点来看，以氩氦刀为例，在氩气标准压力下（≥ 3100 PSI）冷冻 10 ～ 15 分钟可使冰球达到最大，功率越高，冰球形成的速率越快。

肺组织管道类结构，如血管、支气管丰富，冷冻探针过粗易造成气胸、出血等并发症，故术前完善相关检查，结合患者病情，具有 CA 指征，排除禁忌证，则可行 CA 治疗，制定个体化的消融治疗方案，通过规范的操作技术以提高 CA 疗效，减低并发症的发生率。

影像学引导下 CA 治疗肺结节具有定位精准、疗效确切、损伤小、费用低等优势。其中 CA 可适形消融且无痛，由于肺部病灶位置受到呼吸运动的影响，并且肺内管道丰富，故具有一定风险，如出血、感染及冷休克等。《共识》规范了影像学引导下肺结节 CA 治疗技术操作，有助于提高手术成功率及安全性。

（李红丽　王洪武）

参考文献

[1] 吴阶平医学基金会模拟医学部胸外科专委会 . 人工智能在肺结节诊治中的应用专家共识（2022 年版）[J]. 中国肺癌杂志，2022，25（4）：219-225.

[2] MCWILLIAMS A，TAMMEMAGI M C，MAYO J R，et al.Probability of cancer in pulmonary nodules detected on first screening CT[J].N Engl J Med，2013，369（10）：910-919.

[3] 李向阳，穆峰，陈继冰，等 .CT 引导下经皮冷冻消融治疗肺磨玻璃结节的研究 [J]. 介入放射学杂志，2021，30（10）：1072-1076.

[4] LIU S，ZHU X，QIN Z，et al.Computed tomography-guided percutaneous cryoablation for lung ground-glass opacity：a pilot study.J Cancer Res Ther，2019，15（2）：370-374.

[5] KIM M N，KIM B K，HAN K H，et al.Evolution from WHO to EASL and mRECIST for hepatocellular carcinoma：considerations for tumor response assessment[J].Expert Rev Gastroenterol Hepatol，2015，9（3）：335-348.

[6] 叶欣，范卫君，王徽，等 . 热消融治疗原发性和转移性肺部肿瘤专家共识（2017 年版）[J]. 中国肺癌杂志，2017，20（7）：433-445.

[7] YANG X，YE X，LIN Z，et al.Computed tomography-guided percutaneous microwave ablation for treatment of peripheral ground-glass opacity-Lung adenocarcinoma：a pilot study[J].J Cancer Res Ther，2018，14（4）：764-771.

[8] RANGAMUWA K，LEONG T，WEEDEN C，et al.Thermal ablation in non-small cell lung cancer：a review of treatment modalities and the evidence for combination with immune checkpoint inhibitors[J].Transl Lung Cancer Res，2021，10（6）：2842-2857.

《影像学引导肺癌冷冻消融治疗专家共识2018版》解读

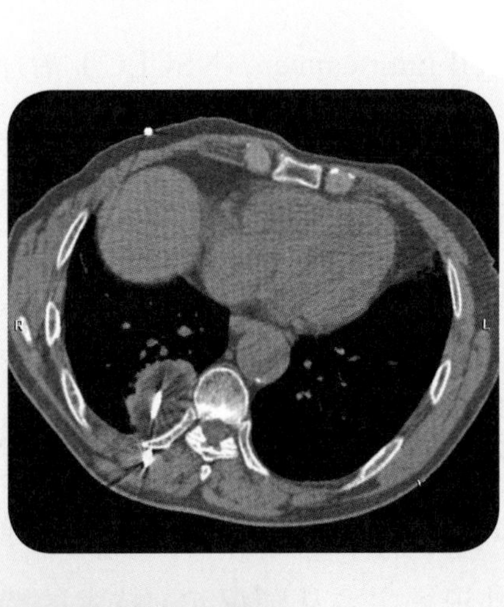

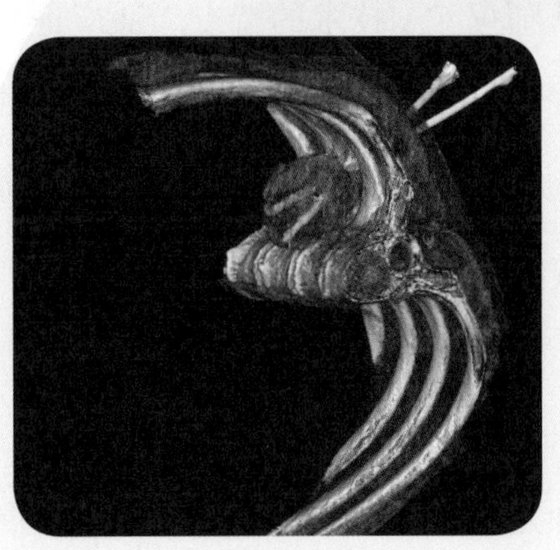

一、概述

肺癌是起源于肺部支气管黏膜或腺体的恶性肿瘤，在我国的发病率和死亡率居恶性肿瘤首位，发现时多为中晚期。以氩–氦冷冻为代表的冷冻消融（cryoablation，CA）治疗技术具有创伤小、安全性高、疗效好的特点，在肺癌的局部治疗中得到了广泛应用。肺叶切除术是早期非小细胞肺癌（non-small cell lung cancer，NSCLC）治疗的金标准，然而有超过 20% 的患者不适合外科手术。早期肺癌经完全消融，患者 3 年生存率、5 年生存率和无进展生存率与外科手术相当；在失去手术机会的晚期肺癌患者的治疗中，CA 仍可提高患者的生活质量，延长患者无进展生存期、总生存期。为提高手术的安全性及疗效，2018 年亚洲冷冻治疗学会首次发布了《影像学引导肺癌冷冻消融治疗专家共识》（以下简称《共识》），明确了影像学引导下 CA 靶向治疗肺癌的技术操作规范和疗效评估标准。《共识》主要从肺癌 CA 技术的特点、适应证与禁忌证、术前准备、手术操作步骤与方法、冷冻探针的选择和冷冻模式、CA 与影像学监测、术后恢复、术后并发症处理、疗效评估、影响肺癌 CA 疗效的因素等 10 个方面对 CA 治疗肺癌进行了全面系统的论述。

CA 治疗肺癌的主要机制为冷冻对靶组织及细胞的物理杀伤、肿瘤破坏微血管栓塞及冷冻后的肿瘤组织作为抗原引起的机体免疫反应。目前应用广泛的 CA 技术有两种，一种是基于 Joule-Thomson 效应即高压向低压的热力学转化实现节流制冷，如氩氦刀；另一种是利用冷媒的相变吸热效应来制冷，如利用液氮制冷的康博刀。CT 是 CA 最常用的影像引导方式，可清楚显示消融区域与肿瘤边界，以避免对穿刺路径及周围组织产生损伤。由于冷冻致死性温度为 －40 ℃以下，距冰球表面 1.0 cm 以下的位置，故冰球宜“涵盖”肿瘤外 1.0 cm 以上。临床中为达到较好的疗效，多使用二次循环冷冻，并可通过改变氩气输出功率及多针组合改变冰球形状，以治疗大病灶或不规则病灶。此外，降低邻近重要组织冷冻探针的输出功率，可避免损伤相关器官。在临床中，我们要清晰地认识 CA 的适应证、禁忌证，掌握操作流程、术后并发症的处理及临床疗效的评估等。

CA 为局部靶向技术，肿瘤为全身性疾病，如部分腺癌患者术前可能已经发生亚临床转移，故除局部 CA 治疗外，必须根据肿瘤病理学类型、驱动基因突变、患者的体能状态等具体情况，联合分子靶向药物、化疗、免疫等治疗，以控制肿瘤生长，延长患者总体生存期，提高肺癌的治疗效果。

二、评估和制定

《共识》主要从手术的适应证、禁忌证、术前准备、操作、术后观察及并发症处理、疗效的评估及相关影响因素等方面对 CA 治疗肺癌的诊疗方案进行了规范。

影像学引导下 CA 治疗肺癌的适应证广泛，包括不同分期的 NSCLC、小细胞肺癌、肺转移癌、不符合外科手术适应证及化疗、靶向耐药等，禁忌证同其他外科手术相似，如凝血功能紊乱、心肺功能低下、病变范围广泛等。由于 CA 对于血管血流的影响不明显，证实了 CA 治疗的安全性，但由于“热池效应”，其疗效亦受到影响。

术前评估方面，《共识》提出CA术前2周行胸部增强CT，完善凝血、血常规、生化等检验及心电图、肺功能、胸部CT等检查，评估患者基础病情，排除手术禁忌证。术前用药方面，停止服用任何抗凝及活血药物1周以上；咳嗽明显者，术前1～2小时口服镇咳药物；调整血压、血糖的药物可继续服用。此外，要求患者术前6小时禁食、水，训练患者平静状态下屏气，并进行术前心理疏导。

《共识》从患者体位、穿刺路径、术中生命体征监测、低流量吸氧及活检等方面对手术操作做出了规范。术前建立静脉通道，根据影像学检查选择合适体位，尽量避免俯卧位，术中要实时监测患者血压、心率等生命体征，持续低流量吸氧；常规行CT/MR扫描，确定进针点，规划进针层面、深度及角度，避开心脏、大血管及气管等组织结构，确保手术的安全性。经局部麻醉或静脉麻醉后行冷冻探针穿刺，首先要在体外试针，确定其运行正常后，徒手定位步进式穿刺或行导航设备引导下穿刺，经CT/MR扫描确认冷冻探针到达病灶后，行CA治疗，多进行二次循环治疗，复温后拔出冷冻探针，贴无菌敷料，术后即刻行CT/MR扫描，确认有无气胸、出血等并发症的发生。《共识》提出术后密切观察患者病情变化，继续监测生命体征12小时以上，持续低流量吸氧，禁食6小时。如无并发症的发生，第2天可下床正常活动；术后24小时复查胸片观察有无出血、气胸等，以尽早发现，及时处理；常规使用止血剂1～3天，碱化尿液，必要时予抗生素预防治疗；如患者咳嗽剧烈，可予止咳药物。

在CA疗效评估方面，《共识》认为可依据WHO的RECIST或改良RECIST评价治疗效果。近期疗效的主要评估指标以影像学检查、症状等为主，远期疗效主要从中位生存期、生存率、局部复发率、死亡等方面进行评价。影响肺癌 CA 疗效的因素包括肿瘤本身的因素、病灶周围环境、技术因素等。影像学显示术后病灶密度降低，体积变大，肿瘤影像学特征消失；1 个月后病灶体积逐渐缩小；术后 3 个月可逐渐吸收或为纤维组织所替代。

三、研究重点

《共识》对 CA 治疗肺癌的适应证、禁忌证、操作等方面做了详细的规范。

《共识》认为 CA 治疗肺癌的适应证广泛，包括：①Ⅰ期、Ⅱ期和部分ⅢA 期（T3N1M0、T1-2N2M0）的 NSCLC 和局限期小细胞肺癌（T1-2N0-1M0），或广泛期小细胞肺癌经全身治疗控制良好，局部原发病灶仍然存活；②全身其他部位恶性肿瘤发生的肺转移癌；③经新辅助治疗（化疗或化疗 + 放疗）有效的 N2 NSCLC；④对于转移性单发病灶或多发病灶肺功能良好者，根据患者身体情况及肺功能情况评估决定消融数量；⑤因高龄或基础疾病无法耐受全身麻醉开胸手术；⑥ CT 显示不能彻底切除的肿瘤；⑦化疗或靶向药物治疗耐药；⑧肿瘤体积巨大，累及纵隔、心包，需 CA 减瘤或需结合免疫治疗；⑨采用多种治疗方法，局部病灶稳定但不能消失或缩小不明显。禁忌证明确：①两肺弥漫性病灶，消融治疗无法改善病情；②胸膜广泛转移伴大量胸腔积液；③肿瘤邻近纵隔大血管，穿刺困难或因对比剂过敏或患者自身无法配合等原因造成进针路径选择困难；④病灶包绕血管，消融易导致严重出血；⑤肺功能严重受损，最大通气量＜ 40%；⑥血小板计数＜ 70×10^9/L 及严重凝血功能异常不能承受手术；⑦全身状况差、明显恶病质、重要脏器功能严重不全、严重贫血及营养代谢紊乱短期不能改善。

CA 治疗肺癌的操作，以氩氦刀为例，根据术前影像学检查、病灶位置等因素使患者处于合适体位，术前建立静脉通道，低流量吸氧，持续心电监护，依据病灶形态、大小和位置，决定冷冻探针的型号和数目，确定穿刺位点、路径及布针策略。多针组合适形冷冻多用于大病灶及不规则病灶，病灶最大径＜ 3 cm 时将 2 ～ 3 根 17 G 探针穿刺置于病灶边缘，形成对称“夹击冷冻”；病灶最大径⩾ 3 cm 时采用 4 ～ 6 根 17 G 冷冻探针按照 1.5 cm 的距离立体排列，使冰球全部包绕肿瘤。粗针穿刺冷冻适用于瘤体较大且靠近重要结构的肿瘤，行姑息性减瘤冷冻，一般采用 1 ～ 3 根 17 G 以上的冷冻探针。冷冻探针体外试针为正常运行，行局部麻醉，经皮穿刺，经 CT/MR 引导下到达靶灶，氩气快速冷冻 15 ～ 20 分钟，氦气快速复温 2 ～ 5 分钟，进行重复冷冻及复温，根据冰球涵盖病灶的情况决定是否增加冷冻时间。冷冻过程中可通过调整冷冻探针的功率以形成适合病灶形态的冰球。当冰球边缘超过病灶＞ 1 cm 时加热，拔出冷冻探针，局部进针点粘贴无菌敷料，即刻行 CT/MR 扫描，了解有无气胸、出血等并发症，密切观察患者病情变化。消融期间若需病理诊断，《共识》建议先消融后活检，以避免大咯血的发生。《共识》提出术后即刻行 CT/MR 扫描、术后 24 小时复查胸片，持续心电监护 24 小时以上，以及时发现气胸、出血、胸腔积液等并发症，及时处理。医师应熟练掌握精确的穿刺布针技术及 CA 基本原则，减少并发症的发生。

四、专家解读

CA 的设备主要有：CT/MR、冷冻设备（高压气体媒介如氩氦刀）/液体媒介（液氮冷冻设备）、冷冻探针。CA 治疗原则是尽可能使冰球涵盖较多的肿瘤组织。CA 治疗前进行体外试针，冷冻探针正常运行，据肿瘤的大小、位置、形态等决定进针位点、路径、冷冻参数（时间）、输出功率、多针组合方式等，在 CT/MR 引导下进行治疗，以达到理想的消融效果。对于需病理诊断的患者，《共识》建议先消融后活检，以避免大咯血的发生。术中及术后需密切观察患者的病情变化，监测患者的生命体征变化、并发症的发生，尽早发现，及时处理，故术者应掌握常见并发症、危重症的临床表现，并具有独立处理的能力。

CA 程度可分为完全消融（根治性 CA）和不完全消融（减瘤性消融）。完全消融指病灶彻底坏死、消失，如无局部复发、无淋巴结及远处转移者为病情稳定。不完全消融指由于病灶巨大或邻近重要结构，冰球无法涵盖全部肿瘤并超过 1 cm 以上，冷冻范围宜占肿瘤体积的 90% 以上，术后短期临床症状改善，但随病程延长，残留肿瘤细胞增殖，此时可联合其他治疗方法如病灶边缘植入放射性粒子，以获得更好疗效。

影响 CA 疗效的因素主要有肿瘤本身的因素、病灶周围环境及技术因素，因肿瘤本身及病灶周围环境无法改变，故《共识》规范了操作方法，对提高 CA 的安全性及疗效发挥了重要作用。肿瘤是一种全身性的疾病，故在局部靶向治疗的同时，必须根据患者病情，进行个体化治疗，以提高临床疗效。

（李红丽　王洪武）

参考文献

[1] 刘宗超，李哲轩，张阳，等.2020 全球癌症统计报告解读 [J]. 肿瘤综合治疗电子杂志，2021，7（2）：1-13.

[2] EL-SHERIF A，GOODING W E，SANTOS R，et al.Outcomes of sublobar resection versus lobectomy for stage I non-small cell lung cancer：a 13-year analysis[J].Ann Thorac Surg，2006，82（2）：408-416.

[3] 付永强，刘冰 . 冷冻消融与外科手术治疗肺癌的现状 [J]. 中国肿瘤外科杂志，2019，11（6）：470-475.

[4] 周晴，何瀚夫，汪晟，等 . 氩氦刀冷冻消融治疗晚期肺癌的安全性和有效性评价 [J]. 介入放射学杂志，2020，29（1）：70-75.

[5] 魏颖恬，肖越勇 . 影像学引导肺癌冷冻消融治疗专家共识 2018 版 [J]. 中国介入影像与治疗学，2018，15（5）：259-263.

[6] 王洪武，刘静，邓中山 . 肺癌冻融治疗对临近大血管及心脏的影响 [J]. 中国心血管病研究杂志，2006（8）：605-607.

[7] 王洪武，刘静 . 氩氦冷冻治疗肺癌对心脏及大血管的影响 [J]. 中国肺癌杂志，2004（5）：423-426.

[8] 肖越勇，吴斌，张肖，等 .CT 引导下经皮穿刺适形冷冻消融治疗肺癌的临床分析 [J]. 中华放射学杂志，2010（2）：185-189.

[9] ZHANG X，TIAN J，ZHAO L，et al.CT-guided conformal cryoablation for peripheral NSCLC：initial experience.Eur J Radiol，2012，81（11）：3354-3362.

[10] 罗凌飞，王洪武，马洪明，等 . 靶动脉栓塞化疗联合氩氦刀等微创技术治疗原发性非小细胞肺癌 139 例分析 [J]. 中国肺癌杂志，2010，13（1）：60-63.

解读《物联网辅助评估管理肺结节中国专家共识》

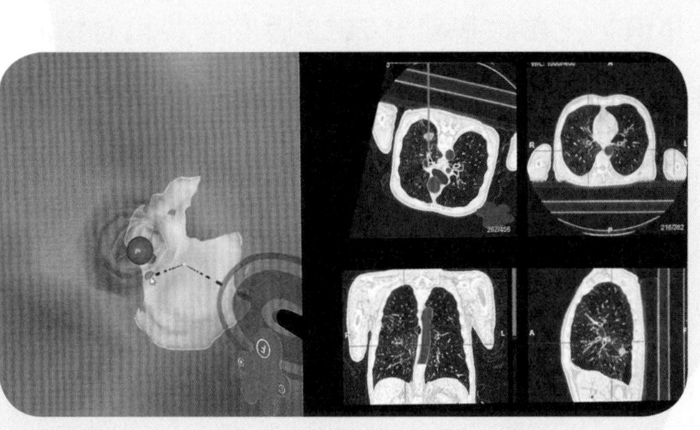

一、概述

原发性支气管肺癌作为世界上发病率和病死率最高的恶性肿瘤，居我国恶性肿瘤之首，推动肺癌早诊早治是临床亟待解决的重要课题。早期肺癌（原位和ⅠA 期肺癌）多表现为直径在 10 mm 内的肺结节，多数情况下仅依靠影像诊断、临床经验判定，较难取得活检标本明确病理诊断，且采用传统方法诊断的肺结节患者，约有三分之一因医师漏诊误诊而延误治疗，提示迫切需要探寻更为高效准确的诊断方法。

近年研究显示，应用物联网技术有助于肺结节科学评估和管理。中国物联网辅助评估管理肺结节专家组在 2017 年发布了《物联网辅助肺结节诊治中国专家共识》，在此基础上 2022 版专家共识对物联网辅助评估管理肺结节进行了更新，重点阐述了物联网辅助评估管理肺结节的意义价值、AI 肺结节管理程序介绍、管理流程步骤及质量控制等相关内容。

PNapp5A 是复旦大学附属中山医院白春学教授领衔开发的 AI 肺结节管理程序，该产品基于多模态深度学习模型，建立用于训练和测试的数据库，搭建基于图形处理器与现有电子病历、图片存档和通信系统连接的云计算系统处理数据，给出解决方案。该管理程序可与“云加端”系统密切合作，“云”为基于微信的“云”网络技术，辅助肺结节智能诊断、治疗、质量控制和管理健康等；“端”为医师智能手机、平板电脑或笔记本电脑。在 AI 辅助管理肺结节的基础上，通过开设人机多学科会诊（multidisciplinary consultation，MDT）门诊，最终由专家结合

AI 分析结果提出综合性诊疗意见，可使恶性肺结节的诊断敏感度和特异度分别达到 99% 和 98% 的效果。通过 AI 肺结节管理初评与研判二流程体系，可将手工业作坊式诊疗模式提升为达到国家和国际标准的物联网流水作业工程。

在使用 PNapp5A 程序时，主要有以下 5A 步骤：1A（Ask，询问），询问评估所需相关信息；2A（Assessment，评估），评估薄层 CT 肺结节形态；3A（Advice，建议），根据《共识》指南，完善鉴别诊断所需检查及 AI 评估结节恶性概率；4A（Arrangement，安排），研判专家提出治疗方案；5A（Assistance，辅助），应用物联网辅助常规管理、质控和个体化管理。具体开展时分为初评和研判二流程，初评流程由初诊医师或专家通过 PNapp5A 的 1A ～ 3A 程序执行《共识》指南，研判部分由初评和研判专家通过二流程中的 4A 和 5A 步骤执行完成。

PNapp5A 还有以下辅助功能：①辅助临床研究：PNapp5A 除可用于辅助和管理肺结节外，还在真实世界研究在线监测、受试者定位跟踪、对紧急情况的报警联动、辅助临床研究的统计决策及研究者开展随访调度等工作方面发挥作用；②辅助患者解决疑难问题：PNapp5A 可提供中国肺癌防治联盟肺结节各分中心专家参考，可用于推广科普教育及提供最新指南咨询等服务。

二、评估和制定

此共识核心内容是基于 5A 步骤使用 PNapp5A 程序评估肺结节。

（1）1A（Ask，询问）：包括询问评估所需相关信息，如吸烟史、被动吸烟史、职业病史、个人和家族肿瘤史、COPD 等慢性呼吸病史和抗生素等药物治疗史及治疗效果。一项基于 63 521 例肺结节患者的研究显示，男性、年龄较大、不良职业环境暴露和吸烟是孤立性肺结节患病的独立危险因素。存在以上相关病史者应重点询问。

（2）2A（Assessment，评估）：应用医学数字成像和通信格式薄层 CT 评估肺结节直径，观察外观有无分叶、毛刺和胸膜凹陷征，有无钙化、空泡征和血管生成等表现的良、恶性特点。研究显示，恶性结节 CT 影像表现中胸膜凹陷征、引流线征、血管集束征、毛刺征、棘突征、分叶征、空泡和细支气管充气征等征象所占比例明显高于良性结节，且多数恶性结节（85.9%）表现为 3 种以上基本影像征象并存。AI 影像系统可快速、高效、准确地识别上述结节的特点。

（3）3A（Advice，建议）：完善鉴别诊断所需肺结核、真菌、临床信息和肿瘤标志物组合检查，以及循环异常细胞和 PET/CT 等个体化检查。循环异常细胞检测属于液体活检范畴，与传统组织活检相比，该方法无创，可进行实时监测并克服肿瘤异质性从而提供全面的检测信息，能在一定程度上避免组织异质性对肿瘤分子分型的影响，是肿瘤早筛早诊的新手段。

（4）4A（Arrangement，安排）：研判专家基于 1A ～ 3A 信息和结果提出诊疗方案。符合适应证者可采用支气管镜、支气管内超声或电磁导航气管镜等技术检查进行活检，均不适合或考虑有转移可能者，可考虑行经胸壁针吸活检术；不能除外感染者，可考虑经验性抗生素治疗 1 ～ 2 周后复查。相比常规支气管镜，电磁导航支气管镜检查在肺外周较小肺结节诊治中有较大优势，国外一项纳入了40项研究的荟萃分析显示，电磁导航支气管镜诊断恶性肿瘤的总敏感性为77%（95% *CI*：72% ～ 82%；I^2=80.6%），总特异性为100%（95% *CI*：99% ～ 100%；I^2=0），ROC 曲线下面积为0.955（*P*=0.03），提示导航支气管镜有较好的发展前景。

（5）5A（Assistance，辅助）：应用物联网辅助常规管理、质控和个体化管理。还可根据表观遗传、循环异常细胞检测等检查结果，制定防治复发转移的个体化方案。

三、研究重点

基于5A步骤对不同风险肺结节的评估管理流程是本项共识的研究重点。

对于低度风险结节，建议前往中国肺癌防治联盟肺结节分中心或基层分中心就诊管理，除需完善真菌和结核检查、经验性抗感染治疗等外，可通过采用穿刺技术对可获取的组织标本活检确诊，无法活检者考虑进行人机MDT、应用循环异常细胞等个体化检查、AI辅助评估或专家会诊、定期使用PNapp5A程序按指南进行管理。此外还需注意规范生活习惯和提高免疫功能。

对于中高度风险肺结节，建议在低度风险肺结节的智能管理基础上进一步评估其良恶性概率，最好通过活检明确诊断并根据结果提出针对性治疗方案。可采用微创活检技术包括影像（X线透视、CT或超声）介导下的经胸壁针吸活检和支气管镜检查，也可采用胸腔镜手术活检，无法活检的难定性结节可考虑通过“云”平台请研判专家会诊。

结合 2017 版专家共识，不同大小及密度的肺结节管理有所不同。

1. 实性结节

结节直径≤ 8 mm 且低危险因素者，依临床判断和患者意愿，6 ～ 12 个月和 18 ～ 24 个月行定期影像学随访；结节直径≤ 8 mm 且中高危险因素者，依结节大小行 LDCT 随访：①直径≤ 4 mm，12 个月行 LDCT 重新评估；②直径＞ 4 mm 且≤ 6 mm，如 6 ～ 12 个月随访没变化，在 18 ～ 24 个月随访；③结节直径＞ 6 mm 且≤ 8 mm，分别在 3 个月、6 个月、12 个月行 LDCT 评估，如稳定依临床判断和患者意愿转为年度检查。

结节直径＞ 8mm 且临床恶性肿瘤概率很低（＜ 5%）或穿刺活检未确诊和 PET 显示为非高代谢病灶者，在 3 ～ 6 个月、9 ～ 12 个月、18 ～ 24 个月行薄层或 LDCT 随访评估；结节直径＞ 8 mm 且中高度恶性概率（≥ 5%）者可考虑 PET/CT 检查，有助于在手术切除或持续随访前明确结节特性，并对高危结节术前分期、排除转移。对于临床恶性肿瘤概率为中度（5% ～ 65%）、恶性肿瘤概率和影像学特征不一致、疑诊为需特定治疗的良性疾病（如结核）者建议非手术活检，对于临床恶性肿瘤概率高（＞ 65%）、系列影像学证据显示结节生长、PET/CT 上显示为高代谢病灶、非手术活检为可疑恶性肿瘤者建议微创手术诊断治疗。

2. 非实性结节

直径≤ 5 mm 者，依临床判断和患者意愿行年度 CT 随访；＞ 5 mm

者，每年 CT 随访，至少持续 3 年，如稳定转为年度检查。

3. 部分实性（混合性）结节

直径≤ 8 mm 者，建议在 3 个月、12 个月、24 个月行 LDCT 随访，无变化者行 LDCT 年度随访；若怀疑感染者先予经验性抗菌治疗；直径＞ 8 mm 者，3 个月 CT 随访，适当考虑经验性抗菌治疗，如结节持续存在，可采用非手术活检和（或）手术切除评估，另选择 PET/CT 扫描进行术前疾病分期。

四、专家解读

物联网是一种基于互联网的新型网络技术，它可将“物”端传感器和“云”端智能处理策略相结合，利用云计算和模式识别等各种智能技术处理和管理目标对象，以更加精细化和动态的方式优化生产和生活，实现人类社会与物质世界的有机融合与和谐共生。近年来物联网技术在各个领域广泛应用，其医疗保健在提高医疗系统效率和改善人口健康方面具有巨大潜力，可以主动预测健康问题，对医院患者及社区患者进行早期诊断、治疗和监测。随着科学技术发展，多学科支持的物联网医疗服务应用范围越来越广，为医疗系统提供了更为灵活的诊疗模式，这种新型的以患者为中心的物联网诊疗模式也对传统医疗体系进行了有效替代和补充，可显著减少医疗相关费用。基于感知、传输和智能处理三大基础流程，物联网将“复杂问题简单化、简单问题数字化、数字问题程序化、程序问题体系化”的理念融入临床实践。

肺结节具有体积小、形态复杂、早期发现困难、易被误诊为正常组织等特点，其临床诊断极具挑战性。传统方法对肺结节的评估主要取决于医师经验，然而受限于医师诊治水平及高强度工作下的职业疲劳，采用传统方法对恶性肺结节诊断的敏感度和特异性有较大波动性，可能导致恶性结节诊断延误和良性结节过度治疗。使用 AI 技术诊断肺结节可提高图像敏感度并减少假阳结果，有助于帮助临床医师更准确地识别肺结节。近年来，有关人工智能和机器学习技术在肺结节评估中的研究日益增多，以神经网络和深度学习算法为底层逻辑，开发基于临床指南或专家共识指导意见的 AI 技术，在肺结节风险程度评估和全程监测及管理中发挥着至关重要的作用，更有助于肺结节诊治走向标准化及现代化。白春学教授领衔的中国物联网辅助评估管理肺结节专家组制定的专家共识，有机地将物联网医疗、AI 及专家团队相结合，使肺结节临床诊治高效化、标准化、同质化，期待在未来物联网及 AI 可进一步发展，不断提高肺结节诊断的灵敏度和特异性，为人类健康事业发展做出更多贡献。

（吕明圣　王洪武）

参考文献

[1] 黄宇清，杨德松，刘彦国，等 .162 例表现为孤立性肺结节的肺癌延误诊治的临床分析 [J]. 中华胸心血管外科杂志，2012，28（7）：390-393.

[2] 中国物联网辅助肺结节诊治中国专家组 . 物联网辅助肺结节诊治中国专家共识 [J]. 国际呼吸杂志，2017，37（8）：561-568.

[3] 白春学 . 物联网医学三加二式肺结节鉴别诊断法 [J]. 国际呼吸杂志，2014，34（16）：1201-1202.

[4] WU W，GU L，ZHANG Y，et al.Pulmonary nodule clinical trial data collection and intelligent differential diagnosis for medical internet of things[J].Contrast Media Mol Imaging，2022，2022：2058284.

[5] BAI L，YANG D，WANG X，et al.Chinese experts' consensus on the Internet of Things-aided diagnosis and treatment of coronavirus disease 2019[J].Clinical eHealth，2020，3：7-15.

[6] YANG D，XU T，WANG X，et al.A large-scale clinical validation study using nCapp cloud plus terminal by frontline doctors for the rapid diagnosis of COVID-19 and COVID-19 pneumonia in China[J].Med Rxiv，2020.

[7] 潘越，江启成 . 健康体检人群肺结节检出情况及影响因素分析 [J]. 预防医学情报杂志，2020，36（3）：356-359，364.

[8] 么娜，刘巍 . 肺内恶性孤立性小结节的 CT 征像特征分析与诊断 [J]. 临床肺科杂志，2016，21（8）：1493-1495.

[9] 蒋仲敏，林殿杰，叶莘，等 . 循环肿瘤细胞、循环染色体异常细胞与肺癌早期诊断 [J]. 精准医学杂志，2020，35（2）：95-99.

[10] FOLCH E E，LABARCA G，OSPINA-DELGADO D，et al.Sensitivity and safety of electromagnetic navigation bronchoscopy for lung cancer diagnosis：systematic review and Meta-analysis[J].Chest，2020，158（4）：1753-1769.

[11] KATZ R L，ZAIDI T M，PUJARA D，et al.Identification of circulating tumor cells using 4-color fluorescence in situ hybridization：validation of a noninvasive aid for ruling out lung cancer in patients with low-dose computed tomography-detected lung nodules[J].Cancer Cytopathol，2020，128（8）：553-562.

[12] SHEN R，CHENG T，XU C，et al.Novel visualized quantitative epigenetic imprinted gene biomarkers diagnose the malignancy of ten cancer types[J].Clin Epigenetics，2020，12（1）：71.

[13] KELLY J T，CAMPBELL K L，GONG E，et al.The internet of things：impact and implications for health care delivery[J].J Med Internet Res，2020，22（11）：e20135.

[14] JYOTHEESWARI P，JEYANTHI N.Hybrid encryption model for managing the data security

in medical internet of things[J].International Journal of Internet Protocol Technology，2020，13（1）：25-31.

[15] SIM Y，CHUNG M J，KOTTER E，et al.Deep convolutional neural network-based software improves radiologist detection of malignant lung nodules on chest radiographs[J].Radiology，2020，294（1）：199-209.

[16] LIANG C H，LIU Y C，WU M T，et al.Identifying pulmonary nodules or masses on chest radiography using deep learning：external validation and strategies to improve clinical practice[J].Clin Radiol，2020，75（1）：38-45.